中医基础与临床辨证

主编 王芙蓉 张丽华 贾超

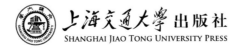

上海交通大学出版社
SHANGHAI JIAO TONG UNIVERSITY PRESS

内容提要

本书首先介绍了临床常用的中医诊断方法和治则治法，然后重点讲解了中医临床常见病证的辨证诊疗，包括病因、病机、临床表现、辨证分型、治法方药及预后转归等，内容详略得当，紧密结合临床。本书在编撰过程中，将基础理论、基本技能与编者多年临床实践的经验相结合，并加入了最新的中医学理念与技术，融科学性、系统性、实用性和指导性于一体，对中医临床医师的工作与学习大有裨益，适合各级临床医师和医学院校中医相关专业师生阅读使用。

图书在版编目（CIP）数据

中医基础与临床辨证 / 王芙蓉，张丽华，贾超主编
. --上海 ：上海交通大学出版社，2022.9
ISBN 978-7-313-27655-1

Ⅰ．①中… Ⅱ．①王… ②张… ③贾… Ⅲ．①辨证论治 Ⅳ．①R241

中国版本图书馆CIP数据核字（2022）第194429号

中医基础与临床辨证
ZHONGYI JICHU YU LINCHUANG BIANZHENG

主　　编：王芙蓉　张丽华　贾　超
出版发行：上海交通大学出版社
邮政编码：200030
印　　制：广东虎彩云印刷有限公司
开　　本：710mm×1000mm 1/16
字　　数：223千字
版　　次：2023年1月第1版
书　　号：ISBN 978-7-313-27655-1
定　　价：128.00元

地　　址：上海市番禺路951号
电　　话：021-64071208
经　　销：全国新华书店
印　　张：13.25
插　　页：2
印　　次：2023年1月第1次印刷

编委会
BIANWEIHUI

主　编

王芙蓉（山东省新泰市人民医院）

张丽华（山东省汶上县中医院）

贾　超（山东省淄博市中医医院）

副主编

姜　聪（山东省烟台市牟平区中医医院）

赵阳洋（甘肃省兰州市中医医院）

蒋　花（甘肃省中医院）

主编简介

◎ 王芙蓉

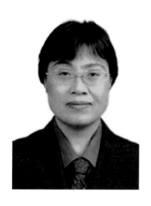

女，副主任医师。毕业于山东中医药大学中医临床专业。现任山东省新泰市人民医院中医科副主任，兼任山东第一医科大学教授、齐鲁医药学院教授、山东中西医结合学会心脏康复专业委员会常委、山东中西医结合学会肝病专业委员会委员、山东省医师协会风湿免疫学医师分会委员会委员等。擅长临床中医诊治。发表论文6篇，出版著作1部。曾获得"先进工作者"等荣誉称号。

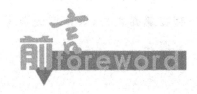

前言 foreword

中医学是以气一元论和阴阳五行学说为哲学思辨模式、以整体观念为指导思想、以脏腑经络和精气血津液神等的生理和病理为基础、以辨证论治为诊疗特点的在历代传承并发展创新的原创性医学理论体系；是中华民族在长期的生产、生活和医疗实践中认识生命，维护健康，防治疾病宝贵经验的积累和总结。中医学作为我国医疗卫生保健体系的重要组成部分，为人们的健康、中华民族的繁荣昌盛和人类的文明做出了巨大的贡献，是中华民族的瑰宝，也是人类医学宝库的共同财富。

在科学技术不断向前发展的今天，中医学继承和创新是永恒的主题。继承是创新的基础，继承的目的是创新。只有重视继承，才能为中医学传统理论的发展和创新奠定基础；创新是中医学继续发展的需求，是中医学新观点、新理论、新技术产生的源泉，也是中医学的生命之源。作为新时代的中医专业工作者，要在继承发扬中医学优势特色的基础上，充分利用现代科学技术，以满足时代发展和民众日益增长的医疗需求。为此，我们特组织了一批在临床工作多年的专家学者，编写了这本《中医基础与临床辨证》。

本书首先简要地介绍了临床常用的中医诊断方法和治则治法，然后重点讲解了中医临床常见病证的辨证诊疗，包括病因、病机、临床表现、辨证分型、治法方药以及预后转归等，内容详略得当，紧密结合临床。本书在编撰过程中，将基础理论、基本技能与编者多年临床实践的经验相结合，并加入了最新的中医学理念与技术，融科学性、系统性、实用性和指导性于一体，对中医临床医师的工作与学习大有裨益，适合各级临床医师和医学院校中医相关专业师生阅读使用。

本书由多人执笔,编者编撰水平、风格不一,加之时间仓促、篇幅有限,若存在疏漏之处,敬请广大读者批评指正,以期再版时进一步完善,更好地为大家服务。

《中医基础与临床辨证》编委会

2022 年 5 月

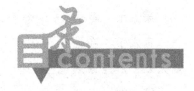

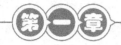

中医诊断方法

第一节　望　　诊

望诊是医师运用视觉观察患者的神色形态和局部表现,以及舌象、分泌物和排泄物色质的变化来诊察病情的方法。望诊应在充足的光线下进行,以自然光线为佳。

一、全身望诊

全身望诊主要是望患者的精神、面色、形体、姿态等,从而对病性的寒热虚实、病情的轻重缓急形成总体的认识。

(一)望神

神,广义是指高度概括的人体生命活动的外在表现,狭义是指神志、意识、思维活动。望神即是通过观察人体生命活动的整体表现来判断病情。

1.得神

得神多见精力充沛,神志清楚,表情自然,言语正常,反应灵敏,面色明润含蓄,两目灵活明亮,呼吸顺畅,形体壮实,肌肉丰满等。

2.少神

少神多见于神气不足,精神倦怠,动作迟缓,气短懒言,反应迟钝,面色少华等。

3.失神

失神多见于神志昏迷,或烦躁狂乱,或精神萎靡;眼睛呆滞或晦暗无光,转动迟钝;形体消瘦,或全身水肿;面色晦暗或鲜明外露;还可见到呼吸微弱,或喘促鼻扇,甚则猝然仆倒,目闭口开,手撒遗尿,或撮空理线,寻衣摸床等。

4.假神

假神多见大病、久病、重病之人,精神萎靡,面色暗晦,声低气弱,懒言少食,病未好转,突然见精神转佳,两颊色红如妆,语声清亮,喋喋多言,思食索食等。也称"回光返照""残灯复明"。

(二)望色

望色是指通过观察皮肤色泽变化以了解病情的方法,能了解脏腑功能状态和气血盛衰、病邪的性质及邪气部位。

1.常色

正常的面色与皮肤色,包括主色与客色。

(1)主色:终身不变的色泽。

(2)客色:受季节、气候、生活和工作环境、情绪及运动的因素影响导致的短暂性改变气色。

2.病色

病色包括五色善恶与五色变化。五色善恶主要通过色泽变化反映出来,明润光泽而含蓄为善色;晦暗枯槁而显露为恶色。五色变化主要表现有青、赤、黄、白、黑五色,主要反映主病、病位、病邪性质和病机。

(1)青色:主寒证、痛证、惊风、血瘀。

(2)赤色:主热。

(3)黄色:主湿、虚、黄疸。

(4)白色:主虚、寒、失血。

(5)黑色:主肾虚、水饮、瘀血。

(三)望形体

形体指患者的外形和体质。

1.胖瘦

胖瘦主要反映阴阳气血的偏盛、偏衰的状态。

2.水肿

面浮肢肿而腹胀为水肿证;腹胀大如裹水,脐突,腹部有青筋是臌胀之证。

3.瘦瘪

大肉消瘦,肌肤干瘪,形肉已脱,为病情危重之恶病质。小儿发育迟缓,面黄肌瘦,或兼有胸廓畸形,前囟迟闭等,多为疳积之证。

(四)望动态

动态指患者的行、走、坐、卧、立等体态。

1.动静

阳证、热证、实证者多以动为主,阴证、寒证、虚证者多以静为主。

2.咳喘

呼吸气粗、咳嗽喘促、难于平卧、坐而仰首者,是肺有痰热、肺气上逆之实证;喘促气短、坐而俯首、动则喘甚、是肺虚或肾不纳气;身肿心悸、气短咳喘、喉中痰鸣,多为肾虚水泛、水气凌心射肺之证。

3.抽搐

抽搐多为动风之象。手足拘挛、面颊牵动、伴有高热烦渴者,为热盛动风;伴有面色萎黄、精神萎靡者,为血虚风动;手指震颤蠕动者,多为肝肾阴虚、虚风内动。

4.偏瘫

猝然昏仆,不省人事,偏侧手足麻木,运动不灵,口眼㖞斜,为中风偏枯。

5.痿痹

关节肿痛、屈伸不利、沉重麻木或疼痛者,多是痹证;四肢痿软无力,行动困难者,多是痿证。

二、局部望诊

局部望诊是对患者的某些局部进行细致的观察,而了解病情的方法。

(一)望头面

头部过大过小均为异常,多由先天不足而致;囟门陷下或迟闭,多为先天不足或津伤髓虚;面肿者,或为水湿泛溢,或为风邪热毒;腮肿者,多为风温毒邪,郁阻少阳;口眼㖞斜者,或为风邪中络,或为风痰阻络,或为中风。

(二)望五官

1.望眼

眼部内应五脏,可反映五脏的情况,其中目眦血络属心、白睛属肺、黑睛属肝、瞳子属肾、眼胞属脾。望眼主要包括望眼神、色泽、形态的变化,以了解人体气血盛衰的变化。

2.望耳

耳主要反映肾与肝胆情况。

3.望鼻

鼻主要反映肺与脾胃的情况。

4.望口唇

口唇主要反映脾胃的情况。

5.望齿龈

齿龈主要反映肾与胃的情况。

(三)望躯体

见瘿瘤者,为肝气郁结、气结痰凝;见瘰疬者,为肺肾阴虚、虚火灼津,或感受风火时毒、郁滞气血;项强者,为风寒外袭、经气不利,或为热极生风;鸡胸者,多为先天不足,或为后天失养;腹部深陷,多为久病虚弱,或为新病津脱;腹壁青筋暴露者,多属肝郁血瘀。

(四)望皮肤

主要观察皮肤的外形变化及斑疹、痘疮、痈疽、疔疖等情况。

(五)望毛发

主要为色泽、分布及有无脱落等情况。

三、望排出物

望排出物包括望排泄物和分泌物,如痰、涎、涕、唾,呕吐物,大小便等,通过观察排出物的性状、色泽、量的多少等辨别疾病的寒热虚实、脏腑的盛衰和邪气的性质。

四、望小儿指纹

望小儿指纹适用于3岁以内的小儿,与成人诊寸口脉具有相同的诊断意义。小儿指纹是手太阴肺经的分支,按部位可分为风、气、命三关。示指第一节为风关,第二节为气关,第三节为命关。正常指纹为红黄隐隐于示指风关之内。其临床意义可概括为纹色辨寒热,即红紫多为热证,青色主惊风或疼痛,淡白多为虚证;淡滞定虚实,即色浅淡者为虚证,色浓滞者为实证;浮沉分表里,即指纹浮显者多表证,指纹深沉者多为里证;三关测轻重,即指纹突破风关,显至气关,甚至显于命关,表明病情渐重,若直达指端称为"透关射甲",为临床危象。

五、望舌

舌诊对了解疾病本质,指导辨证论治有重要意义。

望舌时应注意光线充足,以自然光线为佳。患者应自然伸舌,不可太过用力。并注意辨别染苔。正常舌象可概括为淡红舌、薄白苔,即舌质淡红明润,胖瘦适中,柔软灵活;舌苔薄白均匀,干湿适中,不黏不腻,揩之不去。

(一)望舌质

1.舌色

(1)淡白舌:舌色红少白多,色泽浅淡,多为阳气衰弱或气血不足,为血不盈舌,舌失所养而致。主虚证、寒证。

(2)红舌:舌色鲜红或正红,多由热邪炽盛,迫动血行,舌之血脉充盈所致。主热证。

(3)绛舌:舌色红深,甚于红舌。主邪热炽盛,主瘀。

(4)青紫舌:色淡紫无红者为青舌,舌深绛而暗是紫舌,二者常常并见。青舌主阴寒,瘀血;紫舌主气血壅滞,瘀血。

2.望舌形

(1)老嫩:舌质粗糙,坚敛苍老,主实证或热证,多见于热病极期;浮胖娇嫩,或边有齿痕,主虚证或寒证,多见于疾病后期。

(2)胖瘦:舌体肥大肿胀为胖肿舌,舌体瘦小薄瘪为瘦瘪舌。

(3)芒刺:舌乳头增生、肥大高起,状如草莓星点,为热盛之象。

(4)裂纹:舌面有裂沟,深浅不一,浅如划痕,深如刀割,常见于舌面的前半部及舌尖侧,多因阴液耗伤。

(5)齿印:舌边有齿痕印记称为齿痕舌,多属气虚或脾虚。

(6)舌疮:以舌边或舌尖为多,形如粟粒,或为溃疡,局部红痛,多因心经热毒壅盛而成。

(7)舌下络脉:舌尖上卷,可见舌底两侧络脉,呈青紫色。若粗大迂曲,兼见舌有瘀斑、瘀点,多为有瘀血之象。

3.望舌态

(1)痿软:舌体痿软无力,伸卷不灵,多为病情较重。

(2)强硬:舌体板硬强直,活动不利,言语不清,称舌强。

(3)震颤:舌体震颤抖动,不能自主,常因热极生风或虚风内动所致。

(4)喎斜:舌体伸出时,舌尖向左或向右偏斜,多为风中经络,或风痰阻络而致。

(5)卷缩:舌体卷缩,不能伸出,多为危重之证。

(6)吐弄:舌体伸出,久不回缩为吐舌;舌体反复伸出舐唇,旋即缩回为弄舌,为心脾经有热所致。

(7)麻痹:舌体麻木,转动不灵称舌麻痹,常见于血虚风动或肝风挟痰等证。

(8)舌纵:舌体伸出,难以收回称为舌纵,多属危重凶兆。

(二)望舌苔

1.苔质

(1)厚薄:透过舌苔能隐约见到舌质者为薄,不见舌质者为厚。苔质的厚薄可反映病邪的浅深和轻重。苔薄者多邪气在表,病轻邪浅;苔厚者多邪入脏腑,病较深重。由薄渐厚,为病势渐增;由厚变薄,为正气渐复。

(2)润燥:反映津液之存亡。苔润表示津液未伤;太过湿润,水滴欲出者为滑苔,主脾虚湿盛或阳虚水泛。苔燥多为津液耗伤,或热盛伤津,或阴液亏虚。舌质淡白,口干不渴,或渴不欲饮,多为阳虚不运,津不上承。

(3)腐腻:主要反映中焦湿浊及胃气的盛衰情况。颗粒粗大,苔厚疏松而厚,易于刮脱者,称为腐苔,多为实热蒸化脾胃湿浊所致;颗粒细小,状如豆腐渣,边缘致密而黏,中厚或糜点如渣,多为湿热或痰热所致;苔厚,刮之不脱者,称为腻苔,多为湿浊内蕴,阳气被遏所致。

2.苔色

(1)白苔:多主表证、寒证、湿证。

(2)黄苔:多主里证、热证。黄色越深,热邪越重。

(3)灰苔:多主痰湿、里证。

(4)黑苔:主里证,多见于病情较重者。苔黑干焦而舌红,多为实热内炽;苔黑燥裂,舌绛芒刺,为热极津枯;苔薄黑润滑,多为阳虚或寒盛。

3.苔形

舌苔布满全舌者为全苔,分布于局部者为偏苔,部分剥脱者为剥苔。全苔主痰湿阻滞;偏苔多属肝胆病证;苔剥多处而不规则称花剥苔,主胃阴不足;小儿苔剥,状如地图者,多见于虫积;舌苔光剥,舌质绛如镜面,为肝肾阴虚或热邪内陷。

第二节 闻 诊

闻诊是指通过听声音和嗅气味来诊察疾病的方法。

一、听声音

(一)声音

实证和热证,声音重浊而粗、高亢洪亮、烦躁多言;虚证和寒证,声音轻清、细小低弱,静默懒言。

(二)语言

1.谵语

神志不清,语无伦次,语意数变,声音高亢。多为热扰心神之实证。

2.郑声

神志不清,声音细微,语多重复,时断时续。为心气大伤,精神散乱之虚证。

3.独语

喃喃自语,喋喋不休,逢人则止。属心气不足之虚证,或痰气郁结清窍阻蔽所致。

4.狂言

精神错乱,语无伦次,不避亲疏。多为痰火扰心。

5.言謇

舌强语謇,言语不清。多为中风证。

(三)呼吸

1.呼吸

呼吸变化主要与肺肾病变有关。呼吸声高气粗而促,多为实证和热证;呼吸声低气微而慢,多为虚证和寒证。呼吸急促而气息微弱,为元气大伤的危重证候。

2.气喘

呼吸急促,甚则鼻翼翕动,张口抬肩,难以平卧。多为肺有实邪或肺肾两虚所致。

3.哮

呼吸时喉中有哮鸣音。哮证有冷热之别,多时发时止,反复难愈,多为缩痰内状,或外邪所诱发。

4.上气

气促咳嗽,气逆呕呃。多为痰饮内停,或阴虚火旺,气道壅塞而致。

5.太息

时发长吁短叹,以呼气为主。多为情志抑郁,肝不疏泄。

(四)咳嗽

有声无痰为咳,有痰无声为嗽,有痰有声为咳嗽。暴咳声哑为肺实;咳声低弱而少气,或久咳喑哑,多为虚证。

(五)呕吐

胃气上逆,有声有物自口而出为呕吐,有声无物为干呕,有物无声为吐。虚证或寒证,呕吐来势徐缓,呕声低微无力;实证或热证,呕吐来势较猛,呕声响亮有力。

(六)呃逆

气逆于上,自咽喉出,其声呃呃,不能自主,俗称"打嗝"。虚寒者,呃声低沉而长,气弱无力;实热者,呃声频发,高亢而短,响而有力。

二、嗅气味

(一)口气

酸馊者是胃有宿食;臭秽者是脾胃有热,或消化不良;腐臭者可为牙疳或内痈。

(二)汗气

汗有腥膻味为湿热蕴蒸,腋下汗臭者多为狐臭。

(三)痰涕气味

咳唾浊痰脓血,味腥臭者为肺痈;鼻流浊涕,黄稠有腥臭为肺热鼻渊。

(四)二便气味

大便酸臭为肠有积热,大便溏薄味腥为肠寒,失气奇臭为宿食积滞,小便臭秽黄赤为湿热,小便清长色白为虚寒。

(五)经带气味

白带气味臭秽多为湿热,带下清稀腥臊多为虚寒。

第三节 问 诊

问诊包括询问一般情况、主诉、既往史、个人生活史、家族史并围绕主诉重点询问现在证候等。

一、问寒热

(1)恶寒发热：恶寒与发热同时出现，多为外感病初期，是表证的特征。

(2)但寒不热：多为里寒证。新病畏寒为寒邪直中；久病畏寒为阳气虚衰。

(3)但热不寒：高热不退，为壮热，多为里热炽盛；按时发热，或按时热盛为潮热(日晡潮热者，为阳明腑实证；午后潮热，入夜加重，或骨蒸痨热者，为阴虚)。

(4)寒热往来：恶寒与发热交替而发，为正邪交争于半表半里，见于少阳病和疟疾。

二、问汗

主要诊察有是否汗出，汗出部位、时间、性质、多少等。

(1)表证辨汗：表实无汗，多为外感风寒；表证有汗，为表虚证或表热证。

(2)里证辨汗：汗出不已，动则加重者为自汗，多因阳气虚损，卫阳不固；睡时汗出，醒则汗止为盗汗，为阴虚内热；身大热大汗出，为里热炽盛，迫津外泄；汗热味咸，脉细数无力，为亡阴证；汗凉味淡，脉微欲绝者，为亡阳证。

(3)局部辨汗：头汗可因阳热或湿热；半身汗出者，多无汗部位为病侧，可因痰湿或风湿阻滞，或中风偏枯；手足心汗出甚者，多因脾胃湿热，或阴经郁热而致。

三、问疼痛

(一)疼痛的性质

新病疼痛，痛势剧烈，持续不解而拒按者为实证；久病疼痛，痛势较轻，时痛时止而喜按者为虚证。

(二)疼痛的部位

1.头痛

痛连项背，病在太阳经；痛在前额或连及眉棱骨，病在阳明经；痛在两颞或太阳穴附近，为少阳经病；头痛而重，腹满自汗，为太阴经病；头痛连及脑齿，指甲微青，为少阴经病；痛在巅顶，牵引头角，气逆上冲，甚则作呕，为厥阴经病。

2.胸痛

多为心肺之病，常见于热邪壅肺，痰浊阻肺，气滞血瘀，肺阴不足及肺痨、肺痈、胸痹等证。

3.胁痛

多与肝胆病关系密切，可见于肝郁气滞、肝胆湿热、肝胆火盛、瘀血阻络及水饮内停等病证。

4.脘腹痛

其病多在脾胃,可因寒凝、热结、气滞、血瘀、食积、虫积、气虚、血虚、阳虚所致。喜暖为寒,喜凉为热,拒按为实,喜按为虚。

5.腰痛

或为寒湿痹证,或为湿热阻络,或为瘀血阻络,或为肾虚所致。

6.四肢痛

多见于痹证。疼痛游走者,为行痹;剧痛喜暖者,为寒痹;重着而痛者,为湿痹;红肿疼痛者,为热痹。足跟或胫膝酸痛为气血亏虚,经气不利常见。

四、问饮食口味

主要问食欲好坏,食量多少,口渴饮水,口味偏嗜,冷热喜恶,呕吐与否等情况,以判断胃气有无及脏腑虚实寒热。

五、问睡眠

睡眠的异常主要有失眠与嗜睡。不易入睡,或睡而易醒不能再睡,或睡而不酣,易于惊醒,甚至彻夜不眠者为失眠,为阳不入阴,神不守舍所致。时时欲睡,眠而不醒,精神不振,头沉困倦者为嗜睡,多见于痰湿内盛、困阻清阳、阳虚阴盛或气血不足。

六、问二便

主要了解二便的次数、便量、性状、颜色、气味,以及便时有无疼痛、出血等方面。

七、问小儿及妇女

(一)问小儿

主要应了解出生前后的情况,以及预防接种、传染病史和传染病接触史,小儿常见致病因素有易感外邪、易伤饮食、易受惊吓等。

(二)问妇女

应了解月经的初潮、月经周期、行经天数、经量、经色、经质、末次月经,或痛经、带下、妊娠、产育,以及有无经闭或绝经年龄等情况。

第四节 切 诊

一、脉诊的部位和方法

脉诊的常用部位是手腕部的寸口脉,分为寸、关、尺三部。通常以腕后高骨为标记,其内侧为关,关前(腕侧)为寸,关后(肘侧)为尺。其临床意义大致为左手寸候心、关候肝胆,右手寸候肺、关候脾胃,两手尺候肾。

以中指定关位,示指切寸位,环指(无名指)切尺位。诊脉时用轻力切在皮肤上称为浮取或轻取,用力不轻不重称中取,用重力切按筋骨间称为沉取或重取。诊脉时,医师的呼吸要自然均匀,以医师正常的一呼一吸的时间去计算患者的脉搏数。切脉的时间必须在 50 秒以上。

二、正常脉象

正常脉象:三部有脉,沉取不绝,一息 4 至(每分钟 70~80 次),不浮不沉,不大不小,从容和缓,流畅有力。临床所见斜飞脉、反关脉均为脉道位置的变异,不属于病脉。

三、常见病脉及主病

(一)浮脉

1.脉象

轻取即得,重按反减;举之有余,按之稍弱而不空。

2.主病

主表证,为卫阳与邪气交争,脉气鼓动于外而致。也见于虚证,多因精血亏损,阴不敛阳或气虚不能内守,脉气浮散于外而致。内伤里虚见浮脉,为虚象严重。

(二)洪脉

1.脉象

脉形宽大,状如波涛,来盛去衰。

2.主病

主气分热盛。证属实证,乃邪热炽盛,正气抗邪有力,气盛血涌,脉道扩张而致。

(三)大脉

1.脉象

脉体阔大,但无汹涌之势。

2.主病

主邪盛病进,又主正虚。根据脉之有力与无力,辨别邪正的盛衰。

(四)沉脉

1.脉象

轻取不应,重按始得。

2.主病

主里证。里实证可见于气滞血瘀、积聚等,为邪气内郁,气血困阻,阳气被遏,不能浮应于外而致,多脉沉而有力按之不衰。里虚证,为气血不足,阳气衰微,不能运行营气于脉外所致,多脉沉无力。

(五)弱脉

1.脉象

轻取不应,重按应指细软无力。

2.主病

气血不足,元气耗损。阳气衰微,鼓动无力而脉沉。阴血亏虚,脉道空豁而脉细无力。

(六)迟脉

1.脉象

脉来缓慢,一息脉动不足 4 至。

2.主病

主寒证。脉迟无力,为阳气衰微的里虚寒证。脉迟有力,为里实寒证。

(七)缓脉

1.脉象

一息 4 至,应指徐缓。

2.主病

主湿证,脾虚,亦可见正常人。

(八)结脉

1.脉象

脉来缓中时止,止无定数。

2.主病

主阴盛气结,寒痰瘀血,气血虚衰。实证者脉实有力,迟中有止,为实邪郁遏,心阳被抑,脉气阻滞而致。虚证者脉虚无力,迟中有止,为气虚血衰,脉气不相顺接所致。

(九)数脉

1.脉象

脉来急促,一息5至以上(每分钟90次以上)。

2.主病

主热证。若数而有力,多因邪热鼓动,气盛血涌,血行加速而致。数而无力,多因精血亏虚,虚阳外越,致血行加速,脉搏加快。

(十)促脉

1.脉象

往来急促,数而时止,止无定数。

2.主病

多主实证,也可主虚证。

实证多为阳盛热实或邪实阻滞,见脉促有力。前者因阳热亢盛,迫动血行而脉数,热灼阴津,津血衰少,致急行血气不相接续,故脉有歇止;后者由气滞、血瘀、痰饮、食积等有形之邪阻闭气机,脉气不相接续而致。

虚证多为脏气衰败,可见脉促无力。多因阴液亏耗,真元衰惫,气血不相接续而致。

(十一)虚脉

1.脉象

举之无力,按之空虚,应指软弱。

2.主病

主虚证,多见于气血两虚。因气虚则血行无力,血少则脉道空虚而致。

(十二)细脉

1.脉象

脉细如线,应指明显,按之不绝。

2.主病

主气血两虚,诸虚劳损;又主伤寒、痛甚及湿证。虚证因营血亏虚,脉道不充,血运无力而致。实证因暴受寒冷或疼痛,则脉道拘急收缩,细而弦紧。湿邪阻遏脉道,则见脉象细缓。

(十三)代脉

1.脉象

脉来迟缓力弱,时发歇止,止有定数。

2.主病

主虚证者多脉代而无力,良久不能自还,为脏气衰微,脉气不复所致。主实证者多脉代而有力,多为痹证、痛证、七情内伤、跌打损伤等邪气阻遏脉道,血行涩滞而致。

(十四)实脉

1.脉象

脉来坚实,三部有力,来去俱盛。

2.主病

主实证。乃邪气亢盛,正气不衰,正邪剧烈交争,气血涌盛,脉道坚满而致。若虚证见实脉则为真气外越之险候。

(十五)滑脉

1.脉象

往来流利,应指圆滑,如盘走珠。

2.主病

主痰饮、食积、实热。为邪正交争,气血涌盛,脉行通畅所致。脉滑和缓者,可见于青壮年的常脉和妇人的孕脉。

(十六)弦脉

1.脉象

形直体长,如按琴弦。

2.主病

主肝胆病、诸痛、痰饮、疟疾。弦为肝脉,以上诸因致使肝失疏泄,气机失常,经脉拘急而致;老年人脉象多弦硬,为精血亏虚,脉失濡养而致。此外,春令平脉亦见弦象。

(十七)紧脉

1.脉象

脉来绷紧有力,屈曲不平,左右弹指,如牵绳转索。

2.主病

主寒证、痛证、宿食。乃邪气内扰,气机阻滞,脉道拘急紧张而致。

(十八)濡脉

1.脉象

浮而细软。

2.主病

主诸虚,又主湿。

(十九)涩脉

1.脉象

脉细行迟,往来艰涩不畅,如轻刀刮竹。

2.主病

主气滞血瘀,伤精血少,痰食内停。

四、按诊

按诊是指医师用手直接触摸或按压患者某些部位,以了解局部冷热、润燥、软硬、压痛、肿块或其他异常变化,从而推断疾病部位、性质和病情轻重等情况的一种诊病方法。

(1)按胸胁:主要了解心、肺、肝的病变。

(2)按虚里:虚里位于左乳下心尖冲动处,反映宗气的盛衰。

(3)按脘腹:主要检查有无压痛及包块。腹部疼痛,按之痛减,局部柔软者为虚证;按之痛剧,局部坚硬者为实证。

(4)按肌肤:主要了解寒热、润燥、肿胀等内容。肌肤灼热为热证,清冷为寒证。

(5)按手足:诊手足的冷暖,可判断阳气的盛衰。

(6)按俞穴:通过按压某些特定俞穴,以判断脏腑的病变。

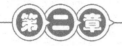

中医治则治法

第一节 治疗原则

治则是治疗疾病时所必须遵循的基本原则。它是在整体观念和辨证论治精神指导下而制订的治疗疾病的准绳,对临床立法、处方等具有普遍的指导意义。

治法与治则有别,治法是在治则指导下制订的针对疾病与证候的具体治疗大法、治疗方法和治疗措施。其中治疗大法是针对一类相同病机的证候而确立的,如汗、吐、下、和、清、温、补、消法等八法,其适应范围相对较广,是治法中的较高层次。治疗方法是在治疗大法限定范围之内,针对某一具体证候所确立的具体治疗方法,如辛温解表、镇肝息风、健脾利湿等,它可以决定选择何种治疗措施。治疗措施是在治法指导下对病证进行治疗的具体技术、方式与途径,包括药治、针灸、按摩、导引、熏洗等。

治则与治法二者既有区别,又有联系。治则是治疗疾病时指导治法的总原则,具有原则性和普遍性意义;治法是从属于一定治则的具体治疗大法、治疗方法及治疗措施,其针对性及可操作性较强,较为具体而灵活。如从邪正关系来探讨疾病,则不外乎邪正盛衰,因而扶正祛邪就成为治疗的基本原则。在这一总原则的指导下,根据不同的虚证而采取的益气、养血、滋阴、扶阳等治法及相应的治疗手段就是扶正这一治则的具体体现;而在不同的实证中,发汗、清热、活血、涌吐、泻下等治法及采取的相应的治疗手段就是祛邪这一治则的具体体现。

治则与治法的运用,体现出了原则性与灵活性的结合。由于治则统摄具体的治法,而多种治法都从属于一定的治则。因此,治疗上就可执简驭繁,既有高度的原则性,又有具体的可操作性与灵活性。

治病求本是指在治疗疾病时,必须辨析出疾病的病因病机,抓住疾病的本质,并针对疾病的本质进行治疗。故《素问·阴阳应象大论》说:"治病必求于本。"病因病机是对疾病本质的抽象认识,因其涵盖了病因、病性、病位、邪正关系、机体体质及机体反应性等,所以是疾病本质的概括。故"求本",实际上就是辨清病因病机,确立证候。治病求本是整体观念与辨证论治在治疗观中的体现,是中医学治疗疾病的主导思想。

临床实际操作中,对外感性疾病,着重病因的辨析;对内伤性疾病,则注重病机的辨析。如头痛病,既有因感受六淫邪气,如风寒、风热、风湿、风燥、暑湿等所致者,又有因机体自身代谢失调而产生气虚、血虚、瘀血、痰浊、肝阳上亢、肝火上炎等病理变化而发者。外感性头痛,辨清了病因,才能确立证候而施治,如风寒者以辛温散之,风热者以辛凉解之,风湿者用辛燥之品,风燥者宜辛润之药,暑湿者当芳香化湿。内伤性头痛,一般难以找到确切的病因,因而必须辨明病机,根据病机确立证候,然后论治:属气虚者当补气,血虚者当补血,瘀血者当活血,痰浊者宜化痰,肝阳上亢者当平肝潜阳,肝火上炎者宜清肝泻火。

疾病的外在表现与其内在本质一般是统一的,但有时候是不完全一致的,因而透过临床表现探求疾病的本质,即病因病机,是十分重要的。治病求本是治疗疾病的主导思想,而正治与反治、治标与治本、扶正与祛邪、调整阴阳、调理精气血津液、三因制宜等,则是受此主导思想支配和指导的治疗原则。

一、正治与反治

在错综复杂的疾病过程中,病有本质与征象一致者,有本质与征象不一致者,故有正治与反治的不同。

正治与反治,是指所用药物性质的寒热、补泻效用与疾病的本质、现象之间的从逆关系而言。即《素问·至真要大论》所谓"逆者正治,从者反治。"

(一)正治

正治是指采用与疾病的证候性质相反的方药以治疗的一种治疗原则。由于采用的方药与疾病证候性质相逆,如热证用寒药,故又称"逆治"。

正治适用于疾病的征象与其本质一致的病证。实际上,临床上大多数疾病的外在征象与其病变本质是一致的,如热证见热象、寒证见寒象等,故正治是临床最为常用的治疗原则。正治主要包括以下内容。

1.寒者热之

寒者热之是指寒性病证出现寒象,用温热的方药来治疗,即以热药治寒证。如表寒证用辛温解表的方药,里寒证用辛热温里的方药等。

2.热者寒之

热者寒之是指热性病证出现热象,用寒凉的方药来治疗,即以寒药治热证。如表热证用辛凉解表的方药,里热证用苦寒清里的方药等。

3.虚则补之

虚则补之是指虚损性病证出现虚象,用具有补益作用的方药来治疗,即以补益药治虚证。如阳虚用温阳的方药,阴虚用滋阴的方药,气虚用益气的方药,血虚用补血的方药等。

4.实则泻之

实则泻之是指实性病证出现实象,用攻逐邪实的方药来治疗,即以攻邪泻实药治实证。如食滞用消食导滞的方药,水饮内停用逐水的方药,瘀血用活血化瘀的方药,湿盛用祛湿的方药等。

(二)反治

反治是指顺从病证的外在假象而治的一种治疗原则。由于采用的方药性质与病证中假象的性质相同,故又称为"从治"。

反治适用于疾病的征象与其本质不完全吻合的病证。由于这类情况较少见,故反治的应用相对也较少。究其实质,用药虽然是顺从病证的假象,却是逆反病证的本质,故仍然是在治病求本思想指导下针对疾病的本质而进行的治疗。反治主要包括以下内容。

1.热因热用

热因热用即以热治热,是指用热性药物来治疗具有假热征象的病证。它适用于阴盛格阳的真寒假热证。如格阳证中,由于阴寒充塞于内,逼迫阳气浮越于外,故可见身反不恶寒、面赤如妆等假热之象,但由于阴寒内盛是病本,故同时也见下利清谷、四肢厥逆、脉微欲绝、舌淡苔白等内真寒的表现。因此,当用温热方药以治其本。

2.寒因寒用

寒因寒用即以寒治寒,是指用寒性药物来治疗具有假寒征象的病证。它适用于阳盛格阴的真热假寒证。如热厥证中,由于里热盛极,阳气郁阻于内,不能外达于肢体起温煦作用,并格阴于外而见手足厥冷、脉沉伏之假寒之象。但细究之,患者手足虽冷,躯干部却壮热而欲掀衣揭被,或见恶热、烦渴饮冷、小便短赤、舌红绛、苔黄等里真热的征象。这是阳热内盛,深伏于里所致。其外在寒象是假,里热盛极才是病之本质,故须用寒凉药清其里热。

3.塞因塞用

塞因塞用即以补开塞,是指用补益药物来治疗具有闭塞不通症状的虚证。适用于因体质虚弱,脏腑精气功能减退而出现闭塞症状的真虚假实证。如血虚而致经闭者,由于血源不足,故当补益气血而充其源,则无须用通药而经自来。又如肾阳虚衰,推动蒸化无力而致的尿少癃闭。当温补肾阳,温煦推动尿液的生成和排泄,则小便自然通利。再如脾气虚弱,出现纳呆、脘腹胀满、大便不畅时,是因为脾气虚衰无力运化所致,当采用健脾益气的方药治疗,使其恢复正常的运化及气机升降,则症自减。因此,以补开塞,主要是针对病证虚损不足的本质而治。

4.通因通用

通因通用即以通治通,是指用通利的药物来治疗具有通泻症状的实证。适用于因实邪内阻出现通泄症状的真实假虚证。一般情况下,对泄泻、崩漏、尿频等症,多用止泻、固冲、缩尿等法。但这些通泄症状出现在实性病证中,则当以通治通。如食滞内停,阻滞胃肠,致腹痛泄泻,泻下物臭如败卵时,不仅不能止泄,相反当消食而导滞攻下,推荡积滞,使食积去而泄自止。又如瘀血内阻,血不循经所致的崩漏,如用止血药,则瘀阻更甚而血难循其经,则出血难止,此时当活血化瘀,瘀去则血自归经而出血自止。再如湿热下注而致的淋证,见尿频、尿急、尿痛等症,以利尿通淋而清其湿热,则症自消。这些都是针对邪实的本质而治。

正治与反治相同之处,都是针对疾病的本质而治,故同属于治病求本的范畴;其不同之处在于:正治适用于病变本质与其外在表现一致的病证,而反治则适用于病变本质与临床征象不完全一致的病证。

二、治标与治本

标与本是相对而言的,标本关系常用来概括说明事物的现象与本质,在中医学中常用来概括病变过程中矛盾的主次先后关系。

作为对举的概念,不同情况下标与本之所指不同。如就邪正而言,正气为本,邪气为标;就病机与症状而言,病机为本,症状为标;就疾病先后言,旧病、原发病为本,新病、继发病为标;就病位而言,脏腑精气病为本,肌表经络病为标等。

掌握疾病的标本,就能分清主次,抓住治疗的关键,有利于从复杂的疾病矛盾中找出和处理其主要矛盾或矛盾的主要方面。在复杂多变的疾病过程中,常有标本主次的不同,因而治疗上就有先后缓急之分。

(一)缓则治本

缓则治本,多用在病情缓和,病势迁延,暂无急重病状的情况下。此时必须着眼于疾病本质的治疗。因标病产生于本病,本病得治,标病自然也随之而去。如痨病肺肾阴虚之咳嗽,肺肾阴虚是本,咳嗽是标,故治疗不用单纯止咳法来治标,而应滋养肺肾以治本,本病得愈,咳嗽也自然会消除;再如气虚自汗,则气虚不摄为本,出汗为标。单用止汗,难以奏效,此时应补气以治其本,气足则自能收摄汗液。另外,先病宿疾为本,后病新感为标,新感已愈而转治宿疾,也属缓则治本。

(二)急则治标

病证急重时的标本取舍原则是标病急重,则当先治、急治其标。标急的情况多出现在疾病过程中出现的急重甚或危重症状,或卒病而病情非常严重时。如病因明确的剧痛,可先缓急止痛,痛止则再图其本。又如水臌患者,就原发病与继发病而言,臌胀多是在肝病基础上形成的,则肝血瘀阻为本,腹水为标,如腹水不重,则宜化瘀为主,兼以利水;但若腹水严重、腹部胀满、呼吸急促、二便不利时,则为标急,此时当先治标病之腹水,待腹水减退、病情稳定后,再治其肝病。又如大出血患者,由于大出血会危及生命,故不论何种原因的出血,均应紧急止血以治标,待血止、病情缓和后再治其病本。

另外,在先病为本而后病为标的关系中,有时标病虽不危急,但若不先治将影响本病整个治疗方案的实施时,也当先治其标病。如心脏病的治疗过程中,患者得了轻微感冒,也当先将后病感冒治好,方可使先病即心脏病的治疗方案得以实施。

(三)标本兼治

当标本并重或标本均不太急时,当标本兼治。如在热性病过程中,热盛伤津耗阴,津液与阴气受损,凉润作用减退而致肠燥便秘不通,此时邪热内结为本,津液与阴气受伤为标,治当泻热攻下与滋阴增液通便同用;又如脾气虚衰运化失职,水湿内停,此时脾气虚衰是本,水湿内停为标,治可补脾与祛湿同用;再如素体气虚,抗病力低下,反复感冒,如单补气则易留邪,纯发汗解表则易伤正,此时治宜益气解表。以上均属标本兼治。

总之,病证之变化有轻重缓急、先后主次之不同,因而标本的治法运用也就有先后与缓急、单用或兼用的区别,这是中医治疗的原则性与灵活性有机结合的体现。区分标病与本病的缓急主次,有利于从复杂的病变中抓住关键,做到治病求本。

三、扶正与祛邪

正邪相搏中双方的盛衰消长决定着疾病的发生、发展与转归,正能胜邪则病退,邪能胜正则病进。因此,治疗疾病的一个基本原则,就是要扶助正气,祛除邪气,改变邪正双方力量的对比,使疾病早日向好转、痊愈的方向转化。

(一)扶正祛邪的概念

扶正,即扶助正气,增强体质,提高机体的抗邪及康复能力。适用于各种虚证,即所谓"虚则补之"。而益气、养血、滋阴、温阳、填精、补津及补养各脏的精气阴阳等,均是扶正治则下确立的具体治疗方法。在具体治疗手段方面,除内服汤药外,还可有针灸、推拿、气功、食疗、形体锻炼等。

祛邪,即祛除邪气,消解病邪的侵袭和损害、抑制亢奋有余的病理反应。适用于各种实证,即所谓"实则泻之"。而发汗、涌吐、攻下、消导、化痰、活血、散寒、清热、祛湿等,均是祛邪治则下确立的具体治疗方法。其具体使用的手段也同样是丰富多样的。

(二)扶正祛邪的运用

扶正与祛邪两者相互为用,相辅相成,扶正增强了正气,有助于机体祛除病邪,即所谓"正胜邪自去";祛邪则在邪气被祛的同时,减免了对正气的侵害,即所谓"邪去正自安"。扶正祛邪在运用上要掌握好以下原则:①攻补应用合理,即扶正用于虚证,祛邪用于实证。②把握先后主次,对虚实错杂证,应根据虚实的主次与缓急,决定扶正祛邪运用的先后与主次。③扶正不留邪,祛邪不伤正。具体运用如下。

1.单独运用

(1)扶正:适用于虚证或真虚假实证。扶正的运用,当分清虚证所在的脏腑经络等部位及其精气血津液阴阳中的何种虚衰,还应掌握用药的峻缓量度。虚证一般宜缓图,少用峻补,免成药害。

(2)祛邪:适用于实证或真实假虚证。祛邪的运用,当辨清病邪性质、强弱、所在病位,而采用相应的治法。还应注意中病则止,以免用药太过而伤正。

2.同时运用

扶正与祛邪的同时使用,即攻补兼施,适用于虚实夹杂的病证。由于虚实有主次之分,因而攻补同时使用时亦有主次之别。

(1)扶正兼祛邪:即扶正为主,辅以祛邪。适用于以正虚为主的虚实夹杂证。

(2)祛邪兼扶正:即祛邪为主,辅以扶正。适用于以邪实为主的虚实夹杂证。

3.先后运用

扶正与祛邪的先后运用,也适用于虚实夹杂证。主要是根据虚实的轻重缓急而变通使用。

(1)先扶正后祛邪:即先补后攻。适用于正虚为主,机体不能耐受攻伐者。此时兼顾祛邪反而更伤正气,故当先扶正以助正气,正气能耐受攻伐时再予以祛邪,可免"贼去城空"之虞。

(2)先祛邪后扶正:即先攻后补。适用于以下两种情况:一是邪盛为主,先扶正反会助邪;二是正虚不甚,邪势方张,正气尚能耐攻者。此时先行祛邪,邪气速去则正亦易复,再补虚以收全功。总之,扶正祛邪的应用,应知常达变,灵活运用,据具体情况而选择不同的用法。

四、调整阴阳

阴阳失去平衡是疾病的基本病机,对此加以调治即为调整阴阳。调整阴阳,即指纠正疾病过程中机体阴阳的偏盛偏衰,损其有余、补其不足,恢复人体阴阳的相对平衡。

(一)损其有余

损其有余,即"实则泻之",适用于人体阴阳中任何一方偏盛有余的实证。

1.泻其阳盛

"阳胜则热"的实热证,据阴阳对立制约原理,宜用寒凉药物以泻其偏盛之阳热,此即"热者寒之"之意。若在阳偏盛的同时,由于"阳胜则阴病",每易导致阴气的亏减,此时不宜单纯地清其阳热,而须兼顾阴气的不足,即清热的同时,配以滋阴之品,即祛邪为主兼以扶正。

2.损其阴盛

"阴胜则寒"的实寒证,宜用温热药物以消解其偏盛之阴寒。此即"寒者热之"之意。若在阴偏盛的同时,由于"阴胜则阳病",每易导致阳气的不足,此时不宜单纯地温散其寒,还须兼顾阳气的不足,即散寒的同时,配以扶阳之品,同样是祛邪为主兼以扶正。

(二)补其不足

补其不足,即"虚则补之",适用于人体阴阳中任何一方虚损不足的病证。调补阴阳,又包括阴阳互制之调补阴阳及阴阳互济之调补阴阳。阴阳两虚者则宜阴阳并补。

1.阴阳互制之调补阴阳

当阴虚不足以制阳而致阳气相对偏亢的虚热证时,治宜滋阴以抑阳,即唐代王冰所谓"壮水之主,以制阳光"(《素问·至真要大论》注语)。《素问·阴阳应象大论》称之为"阳病治阴"。这里的"阳病"指的是阴虚则阳气相对偏亢,治阴即补阴之意。

当阳虚不足以制阴而致阴气相对偏盛的虚寒证时,治宜扶阳以抑阴,即王冰所谓"益火之源,以消阴翳"(《素问·至真要大论》注语)。《素问·阴阳应象大论》称之为"阴病治阳"。这里的"阴病"指的是阳虚则阴气相对偏盛,治阳即补阳之意。

2.阴阳互济之调补阴阳

对于阴阳偏衰的虚热及虚寒证的治疗,明代张介宾还提出了阴中求阳与阳中求阴的治法,他说:"善补阳者,必于阴中求阳,则阳得阴助而生化无穷;善补阴者,必于阳中求阴,则阴得阳升而泉源不竭。"此即阴阳互济的方法。即据阴阳互根的原理,补阳时适当佐以补阴药谓之阴中求阳,补阴时适当佐以补阳药谓之阳中求阴。其意是使阴阳互生互济,不但能增强疗效,同时亦能限制纯补阳或纯补阴时药物的偏性及不良反应。如肾阴虚衰而相火上僭的虚热证,可用滋阴降火的知柏地黄丸少佐温热的肉桂以阳中求阴、引火归元,即是其例。

3.阴阳并补

对阴阳两虚者可采用阴阳并补之法治疗,但须分清主次而用。阳损及阴者,以阳虚为主,则应在补阳的基础上辅以滋阴之品;阴损及阳者,以阴虚为主,则应在滋阴的基础上辅以补阳之品。

应当指出,阴阳互济之调补和阴阳并补两法,虽然用药上都是滋阴、补阳并用,但主次分寸不同,且适应的证候有别。

4.回阳救阴

此法适用于阴阳亡失者。亡阳者,当回阳以固脱;亡阴者,当救阴以固脱。由于亡阳与亡阴实际上都是一身之气的突然大量脱失,故治疗时都要兼以峻剂补气,常用人参等药。

此外,对于阴阳格拒的治疗,则以寒因寒用、热因热用之法治之。阳盛格阴所致的真热假寒证,其本质是实热证,治宜清泻阳热,即寒因寒用;阴盛格阳所致的真寒假热证,本质是寒盛阳虚,治宜温阳散寒,即热因热用。

总之,运用阴阳学说以指导治疗原则的确定,其最终目的在于选择有针对性的调整阴阳之措施,以使阴阳失调的异常情况复归于协调平衡的正常状态。

五、调理精气血津液

精气血津液是脏腑经络功能活动的物质基础,生理上各有不同功用,彼此之间又相互为用。因此,病理上就有精气血津液各自的失调及互用关系失调。而调理精气血津液则是针对以上的失调而设的治疗原则。

(一)调精

1.填精

填精补髓用于肾精亏虚,此精指的是具有生殖、濡养、化气、生血、养神等功能的一般意义的精,包括先天之精和后天水谷之精。精之病多以亏虚为主,主要表现为生长发育迟缓、生殖功能低下或不能生育及气血神的生化不足等,可以用填精补髓之法治之。

2.固精

固精之法用于治疗滑精、遗精、早泄,甚至精泄不止的精脱之候。其总的病机均为肾气不固,故治当补益肾气以摄精。

3.疏利精气

精之病尚见于阴器脉络阻塞,以致败精、浊精郁结滞留,难以排出;或肝失疏泄,气机郁滞而致的男子不排精之候。治当疏利精气,通络散结。

(二)调气

1.补气

补气用于较单纯的气虚证。由于一身之气的生成,源于肾所藏先天之精化生的先天之气(即元气),脾胃化水谷而生的水谷之精所化之气,以及由肺吸入的自然界清气。因此,补气多为补益肺、脾、肾。又由于卫气、营气、宗气的化生及元气的充养多与脾胃化生的水谷之气有关,故尤为重视对脾气的补益。

2.调理气机

调理气机用于气机失调的病证。气机失调的病变主要有气滞、气逆、气陷、气闭、气脱等。治疗时气滞者宜行气,气逆者宜降气,气陷者宜补气升气,气闭者宜顺气开窍通闭,气脱者则宜益气固脱。

调理气机时,还须注意顺应脏腑气机的升降规律,如脾气主升,肝气疏泄升发,常宜畅其升发之性;胃气主通降,肺气主肃降,多宜顺其下降之性。

(三)调血

1.补血

补血用于单纯的血虚证。由于血源于水谷精微,与脾胃、心、肝、肾等脏腑的机能密切相关。因此补血时,应注意同时调治这些脏腑的机能,其中又因"脾胃为后天之本""气血生化之源",故尤为重视对脾胃的补养。

2.调理血运

血运失常的病变主要有血瘀、出血等,而血寒是血瘀的主要病机,血热、气虚、瘀血是出血的主要病机。治疗时,血瘀者宜活血化瘀,因血寒而瘀者宜温经散寒行血;出血者宜止血,且须据出血的不同病机而施以清热、补气、活血等法。

(四)调津液

1.滋养津液

滋养津液用于津液不足证。其中实热伤津,宜清热生津。

2.祛除水湿痰饮

祛除水湿痰饮用于水湿痰饮证。其中湿盛者,宜祛湿、化湿或利湿;水肿或水臌者,宜利水消肿;痰饮为患者,宜化痰逐饮。因水液代谢障碍,多责之肺、脾、肾、肝,故水湿痰饮的调治,从脏腑而言,多从肺、脾、肾、肝入手。

(五)调理精气血津液的关系

1.调理气与血的关系

由于气血之间有着互根互用的关系,故病理上常相互影响而有气病及血或血病及气的病变,结果是气血同病,故需调理两者的关系。

气虚生血不足而致血虚者,宜补气为主,辅以补血,或气血双补;气虚行血无力而致血瘀者,宜补气为主,辅以活血化瘀;气滞致血瘀者,宜行气为主,辅以活血化瘀;气虚不能摄血者,补气为主,辅以收涩,或温经止血。

血虚不足以养气,可致气虚,宜补血为主,辅以益气;但气随血脱者,因"有形之血不能速生,无形之气所当急固"(清·程国彭《医学心悟》),故应先益气固脱以止血,待病势缓和后再进补血之品。

2.调理气与津液的关系

气与津液生理上同样存在互用的关系,故病理上也常相互影响,因而治疗上就要调理两者关系的失常。

气虚而致津液化生不足者,宜补气生津;气不行津而成水湿痰饮者,宜补气、行气以行津;气不摄津而致体内津液丢失者,宜补气以摄津。而津停而致气阻者,在治水湿痰饮的同时,应辅以行气导滞;气随津脱者,宜补气以固脱,辅以补津。

3.调理气与精关系

生理上气能疏利精行,精与气又可互相化生。病理上气滞可致精阻而排出障碍,治宜疏利精气;精亏不化气可致气虚,气虚不化精可致精亏,治宜补气填精并用。

4.调理精血津液的关系

"精血同源",故血虚者在补血的同时,也可填精补髓;精亏者在填精补髓的同时,也可补血。"津血同源",病理上常有津血同病而见津血亏少或津枯血燥,治当补血养津或养血润燥。

六、三因制宜

"人以天地之气生",指人是自然界的产物,自然界天地阴阳之气的运动变化与人体是息息相通的,因此人的生理活动、病理变化必然受着诸如时令气候节律、地域环境等因素的影响。患者的性别、年龄、体质等个体差异,也对疾病的发生、发展与转归产生一定的影响。因此,在治疗疾病时,就必须根据这些具体因素作出分析,区别对待,从而制订出适宜的治疗方法,即所谓因时、因地和因人制宜。这也是治疗疾病所必须遵循的一个基本原则。

(一)因时制宜

根据时令气候节律特点,来制订适宜的治疗原则,称为"因时制宜"。因时之"时"一指自然界的时令气候特点,二指年、月、日的时间变化规律。《灵枢·岁露论》说:"人与天地相参也,与日月相应也。"因而年月季节、昼夜晨昏时间因素,既可影响自然界的气候特点和物候特点,同时对人体的生理活动与病理变化也带来一定影响,因此,就要注意在不同的天时气候及时间节律条件下的治疗宜忌。

以季节而言,由于季节间的气候变化幅度大,故对人的生理病理影响也大。如夏季炎热,机体当此阳盛之时,腠理疏松开泄,则易于汗出,即使感受风寒而致病,辛温发散之品亦不宜过用,以免伤津耗气或助热生变。至于寒冬时节,人体阴盛而阳气内敛,腠理致密,同是感受风寒,则辛温发表之剂用之无碍;但此时若病热证,则当慎用寒凉之品,以防损伤阳气。即如《素问·六元正纪大论》所说:"用寒远寒,用凉远凉,用温远温,用热远热,食宜同法。"即用寒凉方药及食物时,当避其气候之寒凉;用温热方药及食物时,当避其气候之温热。又如暑多夹湿,故在盛夏多注意清暑化湿;秋天干燥,则宜轻宣润燥等。

以月令而言,《素问·八正神明论》说:"月始生,则血气始精,卫气始行;月郭满,则血气实,肌肉坚;月郭空,则肌肉减,经络虚,卫气虚,形独居。"并据此而提出"月生无泻,月满无补,月郭空无治,是谓得时而调之"的治疗原则。即提示治疗疾病时须考虑每月的月相盈亏圆缺变化规律,这在针灸及妇科的月经病治疗中较为常用。

以昼夜而言,日夜阴阳之气比例不同,人亦应之。因而某些病证,如阴虚的午后潮热,湿温的身热不扬而午后加重,脾肾阳虚之五更泄泻等,也具有日夜的时相特征,亦当考虑在不同的时间实施治疗。针灸中的"子午流注针法"即是根据不同时辰而有取经与取穴的相对特异性,是择时治疗的最好体现。

(二)因地制宜

根据不同的地域环境特点,来制订适宜的治疗原则,称为"因地制宜"。不同的地域,地势有高下,气候有寒热湿燥,水土性质各异。因而,在不同地域长期生活的人就具有不同的体质差异,加之其生活与工作环境、生活习惯与方式各不相同,使其生理活动与病理变化亦不尽相同,因地制宜就是考虑这些差异而实施治疗。

如我国东南沿海一带,气候温暖潮湿,阳气容易外泄,人们腠理较疏松,易感外邪而致感冒,且一般以风热居多,故常用桑叶、菊花、薄荷一类辛凉解表之剂;即使外感风寒,也少用麻黄、桂枝等温性较大的解表药,而多用荆芥、防风等温性较小的药物,且分量宜轻。而西北地区,气候寒燥,阳气内敛,人们腠理闭塞,若感邪则以风寒居多,以麻黄、桂枝之类辛温解表多见,且分量也较重。

也有一些疾病的发生与不同地域的地质水土状况密切相关,如地方性甲状腺肿、大骨节病、克山病等地方性疾病。因而治疗时就必须针对疾病发生在不同的地域背景而实施适宜的治疗方法与手段。

(三)因人制宜

根据患者的年龄、性别、体质等不同特点,来制订适宜的治疗原则,称为"因人制宜"。不同的患者有其不同的个体特点,应根据每个患者的年龄、性别、体质等不同的个体特点来制订适宜的治则。如清·徐大椿《医学源流论》指出:"天下有同此一病,而治此则效,治彼则不效,且不惟无效,而及有大害者,何也?则以病同人异也。"

1.年龄

年龄不同,则生理功能、病理反应各异,治宜区别对待。如小儿生机旺盛,但脏腑娇嫩,气血未充,发病则易寒易热、易虚易实,病情变化较快。因而,治疗小儿疾病,药量宜轻,疗程多宜短,忌用峻剂。青壮年气血旺盛,脏腑充实,病发则由于邪正相争剧烈而多表现为实证,可侧重于攻邪泻实,药量亦可稍重。而老年人生机减退,气血日衰,脏腑机能衰减,病多表现为虚证,或虚中夹实。因而,多用补虚之法,或攻补兼施,用药量应比青壮年少,中病即止。

2.性别

男、女性别不同,各有其生理、病理特点,治疗用药亦当有别。妇女生理上以血为本,以肝为先天,病理上有经、带、胎、产诸疾及乳房、胞宫之病。月经期、妊娠期用药时当慎用或禁用峻下、破血、重坠、开窍、滑利、走窜及有毒药物;带下以祛湿为主;产后诸疾则应考虑是否有恶露不尽或气血亏虚,从而采用适宜的治法。男子生理上则以精气为主,以肾为先天,病理上精气易亏而有精室疾病及男性功能障碍等特有病证,如阳痿、阳强、早泄、遗精、滑精及精液异常等,宜在调肾基础上结合具体病机而治。

3.体质

因先天禀赋与后天生活环境的不同,个体体质存在着差异,一方面不同体质有着不同的病邪易感性,另一方面,患病之后,由于机体的体质差异与反应性不同,病证就有寒热虚实之别或"从化"的倾向。因而治法方药也应有所不同:偏阳盛或阴虚之体,当慎用温热之剂;偏阴盛或阳虚之体,则当慎用寒凉之品;体质壮实者,攻伐之药量可稍重;体质偏弱者,则应采用补益之剂。

三因制宜的原则,体现了中医治疗上的整体观念,以及辨证论治在应用中的原则性与灵活性,只有把疾病与天时气候、地域环境、患者个体诸因素等加以全面的考虑,才能使疗效得以提高。

第二节　治疗方法

一、汗法

汗法亦称解表法,即通过开泄腠理,促进发汗,使表证随汗出而解的治法。

(一)应用要点

汗法不仅能发汗,凡欲祛邪外出,透邪于表,畅通气血,调和营卫,皆可酌情用之。临床常用于解表、透疹、祛湿和消肿。

1.解表

通过发散,以祛除表邪,解除恶寒发热、鼻塞流涕、头项强痛、肢体酸痛、脉浮等表证。由于表证有表寒证、表热证之分,因而汗法又有辛温、辛凉之别。辛温用于表寒证,以麻黄汤、桂枝汤、荆防败毒散为代表;辛凉用于表热证,以桑菊饮、银翘散等为代表。

2.透疹

通过发散,以透发疹毒。如麻疹初起,疹未透发,或难出而透发不畅,均可用汗法透之,使疹毒随汗透而散于外,以缓解病势。透疹之汗法,一般用辛凉,少用辛温,且宜选用具有透疹功能的解表药,如升麻葛根汤、竹叶柳蒡汤。尚需注意者,麻疹虽为热毒,宜于辛凉清解,但在初起阶段,应避免使用苦寒沉降之品,以免疹毒冰伏,不能透达。

3.祛湿

通过发散,以祛风除湿。故外感风寒而兼有湿邪,以及风湿痹证,均可酌用汗法。素有脾虚蕴湿,又感风寒湿邪,内外相会,风湿相搏,发为身体烦疼,并见恶寒发热无汗、脉浮紧等表证,法当发汗以祛风湿,兼以燥湿健脾,宜用麻黄加术汤。如有湿郁化热之象,症见一身尽疼、发热、日晡加剧者,则法当宣肺祛风、渗湿除痹,如麻黄杏仁薏苡甘草汤之类。

4.消肿

通过发散,既可逐水外出而消肿,又可宣肺利水以消肿。故汗法可用于水肿实证而兼有表证者。对于风水恶风、脉浮、一身悉肿、口渴、不断出汗而表有热者,为风水夹热,法当发汗退肿,兼以清热,宜越婢汤或越婢加术汤,如与五皮饮合方,疗效更佳。对于身面浮肿、恶寒无汗、脉沉小者,则属少阴虚寒而兼表证,法当发汗退肿,兼以温阳,宜用麻黄附子甘草汤加减。

(二)注意事项

1.注意不要过汗

运用汗法治疗外感热病,要求达到汗出热退,脉静身凉,以周身微汗为度,不可过汗和久用。发汗过多,甚则大汗淋漓,则耗伤阴液,可致伤阴或亡阳。张仲景在《伤寒论》中说:"温服令一时许,遍身絷絷微似有汗者益佳,不可令如水流漓,病必不除。"他强调汗法应中病即止,不必尽剂,同时对助汗之护理也甚重视。凡方中单用桂枝发汗者,要求啜热粥或温服以助药力,若与麻黄、葛根同用者,则一般不需啜热粥或温服。乃因药轻则需助,药重则不助,其意仍在使发汗适度。

2.注意用药峻缓

使用汗法,应视病情轻重与正气强弱而定用药之峻缓。一般表虚用桂枝汤调和营卫,属于轻汗法;而表实用麻黄汤发泄郁阳,则属于峻汗法。此外尚有麻桂各半汤之小汗法,以及桂二麻一汤之微汗法等。使用汗法,还应根据时令及体质而定峻缓轻重。暑天炎热,汗之宜轻,配用香薷饮之类;冬令严寒,汗之宜重,酌选麻黄汤之类。体质虚者,汗之宜缓,用药宜轻;体质壮实,汗之可峻,用药宜重。

3.注意兼杂病证

由于表证有兼杂证候的不同,汗法又当配以其他治法。如兼气滞者,当理气解表,用香苏散之类;兼痰饮者,当化饮解表,用小青龙汤之类。尤需注意的是,对于虚人外感,务必照顾正气,采用扶正解表之法。兼气虚者,当益气解表,如用参苏饮、人参败毒散;兼阳虚者,当助阳解表,如用麻黄附子细辛汤;兼血虚者,当养血解表,如用葱白七味饮;兼阴虚者,当滋阴解表,如用加减葳蕤汤。

4.注意不可妄汗

《伤寒论》中论述不可汗的条文甚多,概括起来就是汗家、淋家、疮家、衄家、亡血家、咽喉干燥、尺中脉微、尺中脉迟,以及病在里者,均不可汗。究其原因,或是津亏,或是血虚,或是阳弱,或兼热毒,或兼湿热,或种种因素兼而有之,故虽有表证,仍不可单独使用辛温发汗,必须酌情兼用扶正或清热等法。此外,对于非外感风寒之发热头痛,亦不可妄汗。

二、清法

清法亦称清热法,即通过寒凉泄热的药物和措施,使邪热外泄,消除里热证的治法。其内容十分丰富,应用也很广泛。

(一)应用要点

1.清热生津

温病出现高热烦躁、汗出蒸蒸、渴喜冷饮、舌红苔黄、脉洪大等症,是热入气分,法当清热生津,常用白虎汤之类;如正气虚弱,或汗多伤津,则宜白虎加人参汤;温病后期,余热未尽,津液已伤,胃气未复,又宜用竹叶石膏汤一类,以清热生津、益气和胃。

2.清热凉血

温病热入营血,症见高热烦躁、谵语神昏、全身发斑、舌绛少苔、脉细而数;或因血热妄行,引起咯血、鼻衄及皮下出血等,均宜清热凉血。如营分热甚用清营汤,血分热甚用犀角地黄汤,血热发斑用化斑汤等。

3.清热养阴

温病后期,伤津阴虚,夜热早凉,热退无汗;或肺痨阴虚,午后潮热,盗汗咳血,均宜清热养阴。如温病后期,伤阴虚热,用青蒿鳖甲汤之类;虚劳骨蒸,用秦艽鳖甲散之类。

4.清热解暑

暑热证,发热多汗、心烦口渴、气短倦怠,舌红脉虚;或小儿疰夏,久热不退,均宜清热解暑,或兼益气生津。如用清络饮解暑清热,用清暑益气汤消暑补气,用生脉散加味治疗暑热而致之气阴两虚等。

5.清热解毒

热毒诸证,如丹毒、疔疮、痈肿、喉痹、痄腮,以及各种疫证、内痈等,均宜清热解毒。如疔毒痈肿用五味消毒饮,泻实火、解热毒用黄连解毒汤,解毒、疏风、消肿则用普济消毒饮等。

6.清热除湿

湿热为患,当以其病性病位不同而选用适当方药。如肝胆湿热用龙胆泻肝汤,湿热黄疸用茵陈蒿汤,湿热下痢用香连丸或白头翁汤等。

7.清泻脏腑

脏腑诸火,均宜清热泻火。如心火炽盛,见烦躁失眠、口舌糜烂、大便秘结,甚则吐衄者,用大黄泻心汤以清心火;心移热于小肠,兼见尿赤涩痛者,用导赤散泻心火兼清小肠;肝胆火旺,见面目红赤、头痛失眠、烦躁易怒、胸胁疼痛、便结尿黄者,用龙胆泻肝汤清泻肝胆;胃火牙痛,见口唇溃痛,用清胃散泻胃火;肺热咳嗽,用泻白散清肺火;肾虚火亢,见潮热、盗汗、遗精者,用知柏地黄汤泻肾火等。

(二)注意事项

1.注意真热假热

使用清法,必须针对实热之证而用,勿为假象所迷惑,对于真寒假热,尤须仔细辨明,以免误用清法,造成严重后果。正如《医学心悟》指出:"有命门火衰,浮阳上泛,有似于火者;又有阴盛格阳假热之证,其人面赤狂躁,欲坐卧泥水中;或数天不大便,或舌黑而润,或脉反洪大,峥峥然鼓击于指下,按之豁然而空者;或口渴欲得冷饮而不能下;或因下元虚冷,频饮热汤以自救。世俗不识,误投凉药,下咽即危矣。此不当清而清之误也。"

2.注意虚火实火

使用清法,又须分清外感与内伤、虚火与实火。外感多实,内伤多虚,病因各异,治法迥别。外感风寒郁闭之火,当散而清之;湿热之火,则渗而清之;燥热之火,宜润而清之;暑热伤气虽因感邪而致,仍应补而清之。对于内伤七情,火从内发者,应针对引起虚火的不同病因病机分别处治。气虚者补其气;血虚者养其血;其阴不足而火上炎者,当壮水之主;真阳虚衰而虚火上炎者,又宜引火归元。

3.注意因人而清

使用清法,还须根据患者体质之强弱以酌其轻重。对体虚者,不可清之过重,以免反伤正气,甚则产生变证。一般而论,壮实之体,患实热之证,清之稍重;若本体虚、脏腑本寒、饮食素少、肠胃虚弱,或产后、病后之热证,均宜轻用。倘清剂过多,则治热未已,而寒生矣。故清法之投,当因人而用。

4.注意审证而清

火热之证有微甚之分,故清法亦有轻重之别。药轻病重,则难取效;病轻药重,易生变证。凡大热之证,清剂太微,则病不除;微热之证,清剂太过,则寒证即至。但不及犹可再清,太过则常会引起病情的变化。所以临证之时,必须审证而清。

由于热必伤阴,进而耗气,因此尚须注意清法与滋阴、补气法的配合应用。一般清火泄热之药,不可久用,热去之后,即配以滋阴扶脾益气之药,以善其后。

三、下法

下法亦称泻下法,即通过通便、下积、泻实、逐水,以消除燥屎、积滞、实热及水饮等证的治法。

(一)应用要点

下法的运用甚为广泛。由于病有寒热,体有强弱,邪有兼杂,因而下法又有寒下、温下、润下及逐水之别。

1.寒下

里实热证,见大便燥结、腹满疼痛、高热烦渴;或积滞生热,腹胀而痛;或肠痈为患,腑气不通;或湿热下痢,里急后重特甚;或血热妄行、吐血衄血;或风火眼病等。凡此种种,均宜寒下。常用寒性泻下药,如大黄、芒硝、番泻叶等。应当根据不同的病机性质来选方,如阳明胃家实用大承气汤;阳明温病,津液已伤,用增液承气汤;肠痈用大黄牡丹皮汤;吐血用三黄泻心汤。

2.温下

脾虚寒积,见脐下硬结、大便不通、腹隐痛、四肢冷、脉沉迟;或阴寒内结,见腹胀水肿、大便不畅,皆可温下。常以温阳散寒的附子、干姜之类与泻药并用,如温脾汤、大黄附子汤；也有酌选巴豆以温逐寒积的，如备急丸。

3.润下

热盛伤津，或病后津亏，或年老津涸，或产后血虚而便秘，或长期便结而无明显兼证者，均可润下。常选用清润滑肠的五仁汤、麻仁丸等。

4.逐水

水饮停聚体内，或胸胁有水气，或腹肿胀满，或水饮内停且腑气不通，凡脉症俱实者，皆可逐水。常选十枣汤、舟车丸、甘遂通结汤等。

(二)注意事项

1.注意下之时机

使用下法，意在祛邪，既不宜迟，也不可过早，总以及时为要。只要表解里实，选用承气诸剂，釜底抽薪，顿挫邪势，常获良效。临床每见通便二三次后，高热递退，谵语即止，舌润津复。如邪虽陷里，尚未成实，过早攻下，则邪正相扰，易生变证。如伤寒表证未罢，病在阳也，下之则会转为结胸；或邪虽入里，而散漫于三阴经络之间，尚未结实，若攻下之，可成痞气。然而临床若拘于"下不厌迟"和"结粪方下"之说，以致邪气入里成实，医者仍失时不下，可使津液枯竭，攻补两难，甚则势难挽回。故吴又可在《温疫论》中强调指出："大凡客邪贵乎早逐，乘人气血未乱，肌肉未消，津液未耗，患者不至危殆，投剂不至掣肘，愈后亦易平复……勿拘于下不厌迟之说。"他又说："承气本为逐邪，而非专为结粪而设也。如必俟其粪结，血液为热所搏，变证迭起，是犹酿痈贻害，医之过也。"

2.注意下之峻缓

使用下法逐邪，当度邪之轻重，察病之缓急，以定峻下缓下。如泻实热多用承气汤，但因热结之微甚而有所选择：大承气汤用于痞满燥实兼全者，小承气汤用于痞满燥而实轻者，调胃承气汤则用于燥实而痞满轻者。泻剂之剂量亦与峻缓有关。一般量多剂大常峻猛，量少剂小则缓和。此外泻下之峻缓，尚与剂型有关，攻下之力，汤剂胜于丸散，如需峻下，反用丸剂，亦可误事；如欲缓下，则宜丸剂，如麻仁丸之用于脾约证等。

3.注意分清虚实

实证当下，已如前述。虚人禁下，古籍早有明文，诸如患者阳气素微者不可下，下之则呃；患者平素胃弱，亦不可下，下之则易出变证。对这些虚人患病，又非下不可，则当酌选轻下之法，或选润导之法，或选和下之法；亦可采取先补而后攻，或暂攻而随后补。此皆辨虚人之下，下之得法之需也。

四、消法

消法亦称消导或消散法，即通过消导和散结，使积聚之实邪逐渐消散的治法。消法应用广泛，主要包括化食、磨积、豁痰、利水等几个方面。

（一）应用要点

1.化食

化食为狭义之消法，亦称消食法，即用消食化滞的方药以消导积滞。适用于因饮食不节，食滞肠胃，以致纳差厌食，上腹胀闷，嗳腐呕吐，舌苔厚腻等症。一般多选保和丸、楂曲平胃散之类。如病情较重，腹痛泄泻，泻下不畅，苔厚黄腻，多属食滞兼有湿热，又宜选用枳实导滞丸之类，以消积导滞、清利湿热；脾虚而兼食滞者，则宜健脾消导，常用枳术丸之类。

2.磨积

就气积之治疗而言，凡脾胃气滞，均宜行气和胃，如胃寒气滞，疼痛较甚者，用良附丸；如兼火郁，则用越鞠丸；肝郁气滞，宜行气疏肝，一般多用柴胡疏肝散；兼见血瘀刺痛者，加用丹参饮等。

就血积之治疗而言，则须视血瘀之程度而酌选活血、行血及破血之法。

（1）活血是以调节寒热偏胜为主，辅以活血之品，以促进血液运行。如寒凝血瘀之痛经，用温经汤加减；温病热入营血兼有瘀滞，用清营汤加减等。

（2）行血是以活血为主，配以行气之品，以达通畅气血、宣痹止痛之效。如用失笑散治真心痛及胸胁痛。

（3）破血是以破血逐瘀为主，或与攻下药并用，以攻逐瘀血、蓄血及痞块，常用血府逐瘀汤、桃核承气汤、大黄䗪虫丸等。

3.豁痰

由于肺为贮痰之器，故豁痰则以治肺为主。而脾为生痰之源，故化痰常兼治脾。风寒犯肺，痰湿停滞，宜祛风化痰，如用止嗽散、杏苏散；痰热相结，壅滞于肺，又宜清热化痰，如用清气化痰丸；痰湿内滞，肺气上逆，则宜祛痰平喘，偏寒者用射干麻黄汤，兼热者用定喘汤；脾虚而水湿运化失权，聚而生痰，痰湿较显者用二陈汤。

4.利水

利水一法，既应区别水停之部位，又须辨明其性质。如水饮内蓄，其在中焦者，为渴、为呕、为下利、为心腹痛，症状多端，一般可用茯苓、白术、半夏、吴茱萸等为主药；其在下焦者，虚冷则温而导之，如肾气丸；湿热则清而泄之，如八正散。

水饮外溢者,必为浮肿,轻则淡渗利湿,重则从其虚实而施剂。阴水宜温利之方,如实脾散;阳水宜清利之剂,如疏凿饮子等。

(二)注意事项

1.注意辨清病位

由于病邪郁滞之部位有在脏、在腑、在气、在血、在经络等不同,消散之法亦应按其受病部位之不同而论治,用药亦须使其直达病所,则病处当之,收效较快,且不致诛伐无辜。

2.注意辨清虚实

消法虽不及下法之猛烈,但总属攻邪之法,务须分清虚实,以免误治。如脾虚水肿,土衰不能制水而起,非补土难以利水;真阳大亏,肾衰不能主水而肿,非温肾难消其肿。其他如脾虚失运而食滞者,气虚津停而酿痰者,肾虚水泛而饮停者,血枯乏源而经绝者,皆非消导所可行,如妄用或久用之,则常会导致变证的发生。

五、补法

补法亦称补益法,即通过补益人体的阴阳气血,以消除各种不足证候,或扶正以祛邪,促使病证向愈的治法。

(一)应用要点

补法的内容十分丰富,其临床应用甚为广泛,但究其大要,主要包括以下几个方面。

1.补气

气虚为虚证中常见的证候,但有五脏偏重之不同,故补气亦有补心气、补肺气、补脾气、补肾气、补肝气等不同法则。尚须指出的是,因少火生气、血为气之母,故补气中应区别不同情况,配以助阳药和补血药,则收效更佳。

2.补血

血虚临床亦甚常见,若出现头晕目眩,心悸怔忡,月经量少,色淡,面唇指甲淡白失荣,舌淡脉细等症,当用补血之法,方如四物汤等。因气为血之帅、阳生阴长,故补血须不忘补气。

3.补阴

阴虚亦为虚证中常见之证候,其表现也很复杂,故补阴之要点重在分清病位,方能药证相对,收效显著。如不分清阴虚之所在,用滋肝阴之一贯煎去补肺阴,用养胃阴之益胃汤去补肾阴,缺乏针对性,势必影响效果。

4.补阳

阳虚的临床表现,主要为畏寒肢冷,冷汗虚喘,腰膝酸软,腹泻水肿,舌胖而淡,脉沉而迟等症,当用补阳之法,常选右归丸治肾阳虚,理中汤治脾阳虚,桂枝甘草汤治心阳虚等,都要注重分清病位。

(二)注意事项

1.注意兼顾气血

气血皆是人体生命活动的物质基础,气为血之帅,血为气之母,关系极为密切,气虚可致血虚,血虚可致气虚。故治气虚常兼顾补血,如补中益气汤之配用当归;治血虚又常注重补气,如当归补血汤之重用黄芪。至于气血两亏者,自应气血双补。

2.注意调补阴阳

阴和阳在整个病机变化过程中,可分不可离。一方虚损,常可导致对方的失衡。例如肾阴虚久则累及肾阳,肾阳虚也可累及肾阴,常形成阴损及阳或阳损及阴的肾阴阳两虚。因此,不仅对肾阴阳两虚治以阴阳双补,而且对于单纯阴虚或阳虚之证,补益时也应顾及对方。所以张景岳在《景岳全书》中就强调:"善补阳者,必于阴中求阳,则阳得阴助而生化无穷;善补阴者,必于阳中求阴,则阴得阳升而泉源不竭。"此说极为精当。

3.注意分补五脏

每一脏腑的生理功能不同,其虚损亦各具特点,故《难经》提出了"五脏分补"之法。《景岳全书》也曾指出:"用补之法,则脏有阴阳,药有宜否。宜阳者必先于气,宜阴者必先于精,凡阳虚多寒者,宜补以甘温,而清润之品非所宜;阴虚多热者,宜补以甘凉,而辛燥之类不可用。"由于"肾为先天之本""脾为后天之本",故补益脾肾二脏,素为医家所重,至于补脾补肾孰重孰轻,当视具体病情而各有侧重,不可偏废。

4.注意补之峻缓

补有峻缓,应量证而定。凡阳气骤衰,真气暴脱,或血崩气脱,或津液枯竭,皆宜峻补,使用大剂重剂,以求速效。如正气已虚,但邪气尚未完全消除,宜用缓补之法,不求速效,积以时日,渐以收功。对于病虽属虚,而用补法有所顾忌者,如欲补气而于血有虑,欲补血又恐其碍气,欲补上而于下有碍,欲补下而于上有损,或其症似虚非虚,似实非实,则可择甘润之品,用平补之法较为妥当。此外,对于虚不受补者,如拟用补,更当以平补为宜。

5.注意不可妄补

虚证当补,无可非议。但因药性皆偏,益于此必损于彼。大凡有益于阳虚者,必不利于阴;有益于阴虚者,必不利于阳。同时无毒之药,性虽和平,久用多用则亦每气有偏胜。由此可知,无虚之证,妄加以补,不仅无益,反而有害。此外,若逢迎病家畏攻喜补之心理而滥施补剂,则为害尤甚。

六、温法

温法亦称温阳法,即通过扶助人体阳气以温里祛寒、回阳,从而消除里寒证的治法。主要包括温里散寒、温经散寒和回阳救逆3个方面。

(一)应用要点

1.温里散寒

由于寒邪直中脏腑,或阳虚内寒,症见身寒肢凉、脘腹冷痛、呕吐泄泻、舌淡苔润、脉沉迟弱等,宜温中散寒,常选用理中汤、吴茱萸汤之类。若见腰痛水肿、夜尿频频等症,则属脾肾虚寒,阳不化水,水湿泛滥,又宜酌选真武汤、济生肾气丸等,以温肾祛寒,温阳利水。

2.温经散寒

由于寒邪凝滞于经络,血脉不畅,症见四肢冷痛,肤色紫暗,面青舌瘀,脉细而涩等,法当温经散寒,养血通脉,常选用当归四逆汤等。如寒湿浸淫,四肢拘急,发为痛痹,亦宜温散,常用乌头汤。

3.回阳救逆

由阳虚内寒可进而导致阳气虚脱,症见四肢厥逆,畏寒蜷卧,下利清谷,冷汗淋漓,气短难续,口鼻气冷,面色青灰,苔黑而润,脉微欲绝等,急宜回阳救逆,并辅以益气固脱,常酌选四逆汤、参附汤、回阳救急汤等。

(二)注意事项

1.注意辨识假象

使用温法,必须针对寒证,勿为假象所惑,对真热假寒,尤须仔细辨明,以免误用温法。如伤寒化燥,邪热传里,见口咽干、便闭谵语,以及发黄狂乱、衄血便血诸症,均不可温。若病热已深,厥逆渐进,舌则干枯,反不知渴;又或夹热下利,神昏气弱;或脉来涩滞,反不应指;或面似烟熏,形如槁木,近之无声,望之似脱;甚至血液衰耗,筋脉拘挛,但唇齿舌干燥而不可解者。凡此均属真热假寒之候,均不宜温。若妄投热剂,必致贻误,使病势逆变。

2.注意掌握缓急

寒证较重,温之应峻;寒证轻浅,温之宜缓。由于温热之药,性皆燥烈,因而临床常见温之太过,寒证虽退,但因耗血伤津,反致燥热之证。因此,如非急救回阳,宜少用峻剂重剂。寒而不虚,当专用温;若寒而且虚,则宜甘温,取其补虚缓寒;而兼痰、兼食、兼滞者,均宜兼而治之。故温法之运用,应因证、因人、因时,方能全面照顾。

七、和法

和法亦称和解法,即通过和解表里的方药,以解除半表半里证的一种治法。和法的内容丰富,应用广泛,究其大要,对外感疾病用于和解表里,对内伤杂病则主要用于调和肝脾、调和胆胃及调和胃肠等方面。

(一)应用要点

1.和解表里

外感半表半里之证,邪正分争,症见往来寒热,胸胁苦满,心烦喜呕,口苦咽干,苔薄脉弦等,法当和解表里,以扶正祛邪、清里达表的小柴胡汤为代表。

2.调和肝脾

情志抑郁,肝脾失调,症见两胁作痛,寒热往来,头痛目眩,口燥咽干,神疲食少,月经不调,乳房作胀,脉弦而细者,宜选逍遥散疏肝解郁、健脾和中。传经热邪,阳气内郁,而致手足厥逆;或脘腹疼痛,或泻痢下重者,又宜用四逆散疏肝理脾、和解表里。如胁肋疼痛较显,用柴胡疏肝散较佳。若因肝木乘脾,症见肠鸣腹痛,痛则泄泻,脉弦而缓者,宜泻肝补脾,用痛泻要方之类。

3.调和胆胃

胆气犯胃,胃失和降,症见胸胁胀满,恶心呕吐,心下痞满,时或发热,心烦少寐,或寒热如疟,寒轻热重,胸胁胀痛,口苦吐酸,舌红苔白,脉弦而数者,法当调和胆胃,以蒿芩清胆汤为代表方。

4.调和胃肠

邪在胃肠,寒热失调,腹痛欲呕,心下痞硬等症,治宜寒温并用、调和胃肠,常以干姜、黄芩、黄连、半夏等为主组方。胃气不调,心下痞硬,但满不痛,或干呕、或呕吐、肠鸣下利者,宜用半夏泻心汤,以和胃降逆,开结除痞。伤寒胸中有热,胃中有寒,升降失常,腹中痛,欲呕吐者,又宜用黄连汤,以平调寒热,和胃降逆。

(二)注意事项

1.辨清偏表偏里

邪入少阳,病在半表半里,固当用小柴胡汤以和解之,但有偏表偏里及偏寒偏热之不同,又宜适当增损,变通用之。一般而论,寒邪外袭,在表为寒,在里为热,在半表半里,则为寒热交界之所,故偏于表者则寒多,偏于里者则热多,用药须与之相称。

2.兼顾偏虚偏实

邪不盛而正渐虚者,固宜用和法解之,但有偏于邪盛或偏于正虚之不同,治宜适当变通用之。如小柴胡汤用人参,所以补正气,使正气旺,则邪无所容,自然得汗而解;但亦有表邪失汗,腠理闭塞,邪无出路,由此而传入少阳,热气渐盛,此非正气之虚,故有不用人参而和解自愈者,是病有虚实不同,则法有所变通。仲景有小柴胡汤之加减法,对出现口渴者,去半夏,加人参、栝楼根;若不渴而外有微热者,去人参,加桂枝,即是以渴不渴分辨是否伤津,从而增减药物,变通之用法。

3.不可滥用和法

由于和法适应证广,用之得当,疗效甚佳,且性平和,药势平稳,常为医者所采用,但又不可滥用。如邪已入里,燥渴、谵语诸症丛生,而仅以柴胡汤主之,则病不解;温病在表,未入少阳,误用柴胡汤,则变证迭生。此外,内伤劳倦,气虚血虚,痈肿瘀血诸证,皆可出现寒热往来,似疟非疟,均非柴胡汤所能去之。但柴胡汤也并非不可用于内伤杂病,若能适当化裁,斟酌用之,也常能收到良效。这些审证加减,则又不属滥用和法之例。

八、吐法

吐法是通过使之呕吐而排除留着于咽喉、胸膈、胃脘的痰涎、宿食和毒物等有形实邪,以达到治疗目的的治法。主要包括峻吐法、缓吐法与外探法3种。

(一)应用要点

1.峻吐法

峻吐法用于体壮邪实,痰食留在胸膈、咽喉之间的病证。如症见胸中痞硬、心中烦躁或懊憹、气上冲咽喉不得息、寸脉浮且按之紧者,是痰涎壅胸中,或宿食停于上脘之证,宜涌吐痰食,用瓜蒂散之类。如浊痰壅塞胸中的癫痫,以及误食毒物尚在胃脘者,宜涌吐风痰,用三圣散之类。如中风闭证,痰涎壅塞,内窍闭阻,人事不省,不能言语,或喉痹紧急,宜斩关开闭,用救急稀涎散之类。峻吐法是适用于实证的吐法,如属中风脱证者则忌之。

2.缓吐法

缓吐法用于虚证催吐。虚证本无吐法,但痰涎壅塞非吐难以祛逐,只有用缓和的吐法,邪正兼顾以吐之,参芦饮为代表方。

3.外探法

外探法以鹅翎或指探喉以催吐,或助吐势。用于开提肺气而通癃闭,或助催吐方药迅速达到致吐目的。

(二)注意事项

1.注意吐法宜忌

吐法用于急剧之证,收效固然迅速,但易伤胃气,故虚人、妊娠、产后一般不宜使用,如定须催吐才能除病,可选用外探法、缓吐法。

2.注意吐后调养

催吐之后,要注意调理胃气,糜粥自养,不可恣进油腻煎炸等不易消化食物,以免更伤胃气。

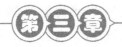

脑系病证

第一节 眩 晕

一、概述

眩晕是目眩与头晕的总称。目眩即眼花或眼前发黑,视物模糊;头晕即感觉自身或外界景物旋转,站立不稳。两者常同时并见,故统称为眩晕。《医学心悟》:"眩,谓眼黑;晕者,头旋也,故称头旋眼花是也。"本病轻者闭目即止,重者如坐舟船,旋转不定,不能站立,或伴恶心、呕吐、汗出等;严重者可突然昏倒。眩晕多属肝的病变,可由风、火、痰、虚等多种原因引起。本病又可称为"头眩""头风眩""旋运"等。现代医学中的内耳性眩晕、脑动脉硬化、高血压、贫血等,以眩晕为主症时,可参照本节进行辨证治疗。

二、病因、病机

(一)肝阳上亢

肝为风木之脏,体阴而用阳,其性刚劲,主动主升,阳盛体质之人,阴阳平衡失其常度,阴亏于下,阳亢于上,则见眩晕;或忧郁、恼怒太过,肝失条达,肝气郁结,气郁化火伤阴,肝阴耗伤,风阳易动,上扰头目,发为眩晕;或肾阴素亏不能养肝,水不涵木,木少滋荣,阴不维阳,肝阳上亢,肝风内动,发为眩晕。

(二)肾精不足

肾为先天之本,藏精生髓,聚髓为脑,若先天不足,肾阴不充,或年老肾亏,或久病伤肾,或房劳过度,肾失封藏,导致肾精亏耗,不能生髓充脑,脑失所养,而生眩晕。

(三)气血亏虚

脾胃为后天之本,气血生化之源,如忧思劳倦或饮食失节,损伤脾胃;或先天禀赋不足,或年老阳气虚衰,而致脾胃虚弱,不能运化水谷,而生气血;或久病不愈,耗伤气血;或失血之后,气随血耗,气虚则清阳不振,清气不升;血虚则肝失所养,而虚风内动,皆能发生眩晕。

(四)痰浊中阻

饮食不节、肥甘厚味太过,损伤脾胃,或忧思、劳倦伤脾,以致脾阳不振,健运失职,水湿内停,积聚成痰;或肺气不足,宣降失司,水津不得通调输布,津液留聚而生痰;或肾虚不能化气行水,水泛而为痰;或肝气郁结,气郁湿滞而生痰。痰阻经络,清阳不升,清空之窍失其所养,所以头目眩晕。若痰浊中阻更兼内生之风、火作祟,则痰夹风、火,眩晕更甚;若痰湿中阻,更兼内寒,则有眩晕昏仆之虑。

(五)瘀血内阻

跌仆坠损,头脑外伤,瘀血停留,阻滞经脉,而致气血不能荣于头目;或瘀停胸中,迷闭心窍,心神飘摇不定;或妇人产时感寒,恶露不下,血瘀气逆,并走于上,迫乱心神,干扰清空,皆可发为眩晕。

总之,眩晕一证,以内伤为主,尤以肝阳上亢、气血虚损及痰浊中阻为常见。前人所谓"诸风掉眩,皆属于肝""无痰不作眩""无虚不作眩"等,均是临床实践经验的总结。眩晕多系本虚标实,实指风、火、痰、瘀,虚则指气血阴阳之虚;其病变脏腑以肝、脾、肾为重点,三者之中,又以肝为主。

三、诊断与鉴别诊断

(一)诊断

眩晕的诊断,主要依据目眩、头晕等临床表现,患者眼花或眼前发黑,视外界景物旋转动摇不定,或自觉头身动摇,如坐舟车,同时或兼见耳鸣、耳聋、恶心、呕吐、汗出、怠懈、肢体震颤等症状。

(二)鉴别诊断

1.厥证

厥证以突然昏倒,不省人事,或伴有四肢逆冷,发作后一般常在短时内逐渐苏醒,醒后无偏瘫、失语、口眼㖞斜等后遗症。但特别严重的,也可能一厥不复而死亡。眩晕发作严重者,有欲仆或晕旋仆倒的现象与厥证相似,但一般无昏迷及不省人事的表现。

2.中风

中风以猝然昏仆,不省人事,伴有口眼㖞斜,偏瘫,失语;或不经昏仆而仅以㖞僻不遂为特征。本证昏仆与眩晕之甚者似,但其昏仆则必昏迷不省人事,且伴㖞僻不遂,则与眩晕迥然不同。

3.痫证

痫证以突然仆倒,昏不知人,口吐涎沫,两目上视,四肢抽搐,或口中如作猪羊叫声,移时苏醒,醒后一如常人为特点。本证昏仆与眩晕之甚者似,且其发作前常有眩晕、乏力、胸闷等先兆,痫证发作日久之人,常有神疲乏力、眩晕时作等症状出现,故亦应与眩晕进行鉴别。鉴别要点在于痫证之昏仆,亦必昏迷不省人事,更伴口吐涎沫,两目上视,四肢抽搐,或口中如作猪羊叫声等表现。

四、辨证分析

眩晕虽病在清窍,但与肝、脾、肾三脏功能失常有密切关系。故辨证首先分清脏腑虚实。又因病因之不同,当分清风、火、痰、瘀、虚之变。

(一)肝阳上亢

1.症状

眩晕,耳鸣,头胀痛,易怒,失眠多梦,脉弦。或兼面红、目赤、口苦、便秘尿赤,舌红苔黄,脉弦数;或兼腰膝酸软,健忘,遗精,舌红少苔,脉弦细数;甚或眩晕欲仆,泛泛欲呕,头痛如掣,肢麻震颤,语言不利,步履不正。

2.病机分析

肝阳上亢,上冒巅顶,故眩晕、耳鸣、头痛且胀,脉见弦象;肝阳升发太过,故易怒;阳扰心神,故失眠多梦;若肝火偏盛,循经上炎,则兼见面红、目赤、口苦,脉弦且数;火热灼津,故便秘尿赤,舌红苔黄;若属肝肾阴亏,水不涵木,肝阳上亢者,则兼见腰膝酸软,健忘遗精,舌红少苔,脉弦细数。若肝阳亢极化风,则可出现眩晕欲仆,泛泛欲呕,头痛如掣,肢麻震颤,语言不利,步履不正等风动之象。此乃中风之先兆,宜加防范。

(二)气血亏虚

1.症状

眩晕,动则加剧;劳累即发,神疲懒言,气短声低,面白少华、或萎黄、或面有垢色,心悸失眠,纳减体倦,舌色淡、质胖嫩、边有齿印,苔少或厚,脉细或虚大。或兼食后腹胀,大便溏薄;或兼畏寒肢冷,唇甲淡白;或兼诸失血证。

2.病机分析

气血不足,脑失所养,故头晕目眩,活动劳累后眩晕加剧,或劳累即发;气血不足,故神疲懒言,面白少华或萎黄;脾肺气虚,故气短声低;营血不足,心神失养,故心悸失眠;气虚脾失健运,故纳减体倦,舌色淡、质胖嫩、边有齿印,苔少或厚,脉细或虚大,均是气虚血少之象。若偏于脾虚气陷,则兼见食后腹胀,大便稀溏。若脾阳虚衰,气血生化不足,则兼见畏寒肢冷,唇甲淡白。

(三)肾精不足

1.症状

眩晕,精神萎靡,腰膝酸软,或遗精,滑泄,耳鸣,发落,齿摇,舌瘦嫩或嫩红,少苔或无苔,脉弦细或弱或细数。或兼见头痛颧红,咽干,形瘦,五心烦热,舌嫩红,苔少或光剥,脉细数,或兼见面色㿠白或黧黑,形寒肢冷,舌淡嫩、苔白或根部有浊苔,脉弱尺甚。

2.病机分析

肾精不足,无以生髓,脑髓失充,故眩晕,精神萎靡;肾主骨,腰为肾之府,齿为骨之余,精虚骨骼失养,故腰膝酸软,牙齿动摇;肾虚封藏固摄失职,故遗精滑泄;肾开窍于耳,肾精虚少,故时时耳鸣;肾其华在发,肾精亏虚,故发易脱落;肾精不足,阴不维阳,虚热内生,故颧红,咽干,形瘦,五心烦热,舌嫩红、苔少或光剥,脉细数。精虚无以化气,肾气不足,日久真阳亦衰,故面色㿠白或黧黑,形寒肢冷,舌淡嫩,苔白或根部有浊苔,脉弱尺甚。

(四)痰浊内蕴

1.症状

眩晕,倦怠或头重如蒙,胸闷或时吐痰涎,少食多寐,舌胖、苔浊腻或白厚而润,脉滑或弦滑,或兼结代。或兼见心下逆满,心悸怔忡;或兼头目胀痛,心烦而悸,口苦尿赤,舌苔黄腻,脉弦滑而数;或兼头痛耳鸣,面赤易怒,胁痛,脉弦滑。

2.病机分析

痰浊中阻,上蒙清窍,故眩晕;痰为湿聚,湿性重浊,阻遏清阳,故倦怠头重如蒙;痰浊中阻,气机不利,故胸闷;胃气上逆,故时吐痰涎;脾阳为痰浊阻遏,故少食多寐;舌胖、苔浊腻或白厚而润,脉滑或兼结代,均为痰浊内蕴之象。若为阳虚不化水,寒饮内停,上逆凌心,则兼见心下逆满,心悸怔忡;若痰浊久郁化火,痰火上扰则头目胀痛,口苦;痰火扰心,故心烦而悸;痰火劫津,故尿赤;苔黄腻,脉弦滑而数,均为痰火内蕴之象。若痰浊夹肝阳上扰,则兼头痛耳鸣,面赤易怒,胁痛,脉弦滑。

(五)瘀血阻络

1.症状

眩晕,头痛,或兼见健忘、失眠、心悸、精神不振,面或唇色紫暗,舌有紫斑或瘀点,脉弦涩或细涩。

2.病机分析

瘀血阻络,气血不得正常流布,脑失所养,故眩晕;时作头痛,面唇紫暗,舌有紫斑瘀点,脉弦涩或细涩,均为瘀血内阻之象;瘀血不去,新血不生,心神失养,故可兼见健忘、失眠、心悸、精神不振。

五、治疗

(一)治疗原则

眩晕之治法,以滋养肝肾、益气补血、健脾和胃为主。若肝阳上亢,化火生风者,则清之、镇之、潜之、降之;痰浊上逆则荡涤之;兼外感则表散之;兼气郁则疏理之。均为急则治标之法。且眩晕多属本虚标实之证,故常须标本兼顾。

(二)治法方药

1.肝阳上亢

治法:平肝潜阳,清火息风。

方药:天麻钩藤饮加减。本方以天麻、钩藤为主药平肝风、治风晕,配以石决明潜阳,牛膝、益母草下行,使偏亢之阳气复为平衡;加黄芩、山栀以清肝火,使肝风肝火平息;再加杜仲、桑寄生养肝肾;夜交藤、茯神以养心神、固根本。

若肝火偏盛,可加龙胆草、牡丹皮以清肝泄热;或改用龙胆泻肝汤加石决明、钩藤等以清泻肝火;若兼腑热便秘者,可加大黄、芒硝以通腑泄热。若肝阳亢极化风,宜加羚羊角(或羚羊角骨)、牡蛎、代赭石之属以镇肝息风。若肝阳亢而偏阴虚者,加滋养肝肾之药,如牡蛎、龟甲、鳖甲、首乌、生地黄、淡菜之属。若肝肾阴亏严重者,应参考肾精不足证结合上述化裁治之。

2.气血亏虚

治法:补益气血,健运脾胃。

方药:归脾汤加减。方中黄芪、党参益气生血;白术、茯苓、炙甘草健脾益气;当归、龙眼肉养血补血;远志、酸枣仁养血安神;木香行气,使补而不滞。

若脾失健运,大便溏薄者,加炒山药、莲子肉、炒薏苡仁,以健脾止泻;若气虚兼寒,症见形寒肢冷,腹中隐痛者,加肉桂、干姜以温散寒邪;若血虚者,可加熟地黄、阿胶、何首乌以补血养血。

若中气不足,清阳不升,时时眩晕,懒于动作,面白少神,大便溏薄,宜补中益气,升清降浊,用补中益气汤加减。

若眩晕由失血引起者,应查清失血原因而治之。如属气不摄血者,可用四君子汤加黄芪、阿胶、白及、田三七之属;若暴失血而突然晕倒者,可急用针灸法促其复苏,内服方可用六味回阳饮;重用人参,以取血脱益气之意。

3.肾精不足

治法:补益肾精,充养脑髓。

方药:河车大造丸加减。本方以党参、茯苓、熟地黄、天冬、麦冬大补气血而益真元;以紫河车、龟甲、杜仲、牛膝补肾益精血;以黄柏清妄动之相火。可选加菟丝子、山萸肉、鹿角胶、女贞子、莲子等以增强填精补髓之力。

若眩晕较甚者,可选加龙骨、牡蛎、鳖甲、磁石、珍珠母之类,以潜浮阳。若遗精频频者,可选加莲须、芡实、桑螵蛸、沙苑子、覆盆子等以固肾涩精。

偏于阴虚者,宜补肾滋阴清热,可用左归丸加知母、黄柏、丹参。方中熟地黄、山萸肉、菟丝子、牛膝、龟甲补益肾阴;鹿角胶填精补髓;加丹参、知母、黄柏以清内生之虚热。偏于阳虚者,宜补肾助阳,可用右归丸。方中熟地黄、山萸肉、菟丝子、杜仲为补肾主药;山药、枸杞子、当归补肝脾以助肾;附子、肉桂、鹿角胶益火助阳。可酌加巴戟天、淫羊藿、仙茅、肉苁蓉等以增强温补肾阳之力。在病情改善后,可根据辨第证选用六味丸或八味丸(金匮肾气丸),较长时间服用,以固其根本。

4.痰浊内蕴

治法:燥湿祛痰,健脾和胃。

方药:半夏白术天麻汤加减。本方半夏燥湿化痰,白术健脾祛湿,天麻息风止头眩为主药;其余茯苓、甘草、生姜、大枣俱是健脾和胃之药,再加橘红以理气化痰,使脾胃健运,痰湿不留,眩晕乃止。

若眩晕较甚,呕吐频作者,可加代赭石、旋覆花、胆南星之类以除痰降逆,或改用旋覆代赭汤;若舌苔厚腻水湿盛重者,可合五苓散;若脘闷不食,加白蔻仁、砂仁化湿醒胃;若兼耳鸣重听,加青葱、石菖蒲通阳开窍。若脾虚生痰者可用六君子汤加黄芪、竹茹、胆星、白芥子之属;若为寒饮内停者,可用苓桂术甘汤加干姜、附子、白芥子之属以温阳化寒饮,或用黑锡丹。

若为痰郁化火,宜用温胆汤加黄连、黄芩、天竺黄等以化痰泄热或合滚痰丸以降火逐痰。若动怒郁勃,痰、火、风交炽者,用二陈汤下当归龙荟丸,并可随证酌加天麻、钩藤、石决明等息风之药。若兼肝阳上扰者,可参用上述肝阳上亢之法治之。

5.瘀血阻络

治法:去瘀生新,行血通经。

方药:血府逐瘀汤加减。方中当归、生地黄、桃仁、红花、赤芍、川芎等为活血消瘀主药;枳壳、柴胡、桔梗、牛膝以行气通络,疏理气机。

若兼气虚,身倦乏力,少气自汗,宜加黄芪,且应重用,以行气行血。若兼寒凝,畏寒肢冷,可加附子、桂枝以温经活血。若兼骨蒸劳热,肌肤甲错,可加牡丹皮、黄柏、知母,重用干地黄,去柴胡、枳壳、桔梗,以清热养阴,祛瘀生新。

若为产后血瘀血晕,可用清魂散,加当归、延胡索、血竭、没药、童便,本方以人参、甘草益气活血;泽兰、川芎活血祛瘀;荆芥理血祛风;合当归、延胡索、血竭、没药、童便等活血祛瘀药,全方具有益气活血,祛瘀止晕的作用。

第二节 颤 证

一、临床诊断

(1)具有头部及肢体颤抖、摇动,不能自制的特定临床表现,轻者只表现为肢体发僵,头部或肢体轻微震颤,或可以自制;重者头部震摇较剧,肢体颤动不已,四肢强急,甚至表现为扭转痉挛。

(2)常伴动作笨拙、活动减少、多汗流涎、语言缓慢不清、烦躁不寐、神识呆滞、大便秘结、嗅觉减退等。

(3)好发于中老年人,男性稍多于女性,一般起病隐袭,逐渐加重,不能自行缓解。部分患者发病与情志有关,或继发于脑部病变。

具备以上临床表现,结合年龄、起病形式即可诊断颤证。

帕金森病是颤证中的代表性疾病,其诊断目前主要依据临床症状和体征作出,而理化检查主要用于本病的鉴别诊断。研究表明,正电子发射断层扫描技术、单光子发射计算机断层扫描技术及高效液相色谱等检查,可能有助于帕金森病的早期诊断。肝豆状核变性是一常染色体隐性遗传所致的铜代谢障碍性疾病,临床多表现为明显的肢体震颤,可通过眼角膜色素环检查,血清铜、铜氧化酶、铜蓝蛋白和24小时尿铜测定等铜生化检查或基因检测,帮助临床诊断或确诊;由甲状腺功能亢进引起的肢体震颤,则可以通过甲状腺功能的检测而得到确诊。临床可采用统一的帕金森病评定量表评估帕金森病患者的病情程度。神经心理学量表如简易精神状态检查表、蒙特利尔认知评估量表、汉密尔顿抑郁量表和汉密尔顿焦虑量表可用于颤证患者认知及抑郁、焦虑状态的评估。

二、病证鉴别

颤证需与瘛疭相鉴别,见表 3-1。

表 3-1 颤证与瘛疭鉴别要点

鉴别要点	颤证	瘛疭
起病特点	多隐袭起病,渐进加重	多急性起病,可伴短阵间歇
病程时间	病程较长	病程较短
主症特点	手足屈伸牵引,驰纵交替,动作幅度较大	头颈、手足不自主颤动、震摇,动作幅度小,频率快
伴随症状	常伴动作笨拙、活动减少、多汗流涎、语言缓慢不清	常伴发热、神昏、两目上视

三、病机转化

颤证的病位在脑髓、筋脉,与肝、脾、肾关系密切;基本病机为肝风内动,筋脉失养;病性总属本虚标实,临床以虚实夹杂多见,本虚为气血阴精亏虚,标实为风、火、痰、瘀留滞。风以阴虚生风为主,也有阳亢风动或痰热化风者。痰或因脾虚不能运化水湿而成,或热邪煎熬津液所致。痰邪多与肝风或热邪兼夹为患,闭阻气机,致使肌肉筋脉失养,或化热生风致颤。火有实火、虚火之分,虚火为阴虚生热化火,实火为五志过极化火,火热耗灼阴津,扰动筋脉不宁。久病多瘀,瘀血常与痰浊合而为病,阻滞经脉,影响气血运行,致筋脉肌肉失养而致颤。本病标本之间相互影响,风、火、痰、瘀可因虚而生,反过来,上述实邪又进一步耗伤阴津气血,加重虚证,虚虚实实,变生诸证。此外,风、火、痰、瘀之间也可相互作用,并可兼夹及转化。颤证病机转化示意图见图 3-1。

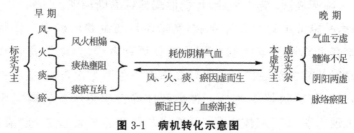

图 3-1 病机转化示意图

四、辨证论治

(一)治则治法

治疗原则为扶正祛邪,标本兼顾。病程早期,本虚之象多不明显,常见风火相煽、痰热壅阻、痰瘀互结之标实证,治疗当以清热、化痰、息风为主,兼以通络;颤证日久,其肝肾亏虚、气血不足,阴阳两虚等本虚之象逐渐突出,且久病入络,血脉瘀滞,筋脉失濡,治疗当滋补肝肾,益气养血,调补阴阳,活血通脉为主,兼以息风。由于本病多在本虚的基础上出现标实表现,因此在治疗上更应重视补虚,强调补益肝肾。本证病程长,治疗不能速效,临证投药时,不可频频更方易法。

(二)分证论治

本病一般分为风阳内动、痰热风动、气血亏虚、血瘀风动、髓海不足、阳气虚衰六类证候。风阳内动证、痰热动风证多见于颤证初期,以肝、脾受损,肝风内动,痰浊瘀血等标实为主,其中风阳内动证以肢体颤动粗大,不能自制,面赤烦躁,舌红苔薄黄,脉弦为其特点;痰热动风证以肢体震颤,胸脘痞闷,口苦口黏,舌红苔黄腻,脉滑数为其主要表现。此时病程短、正气不衰、邪气不盛,经积极治疗可使风火平息,痰消瘀除,气血得充,筋脉得养,颤证尚可缓解。如若早期失治误治可致机体阴精气血进一步耗伤,导致气血亏虚、脉络瘀滞、真阴亏耗或阴损及阳,表现为气血亏虚证、血瘀风动证、髓海不足证和阳气虚衰证等颤证晚期证候者,属于颤证之顽疾,多难根治,预后较差。气血亏虚证以肢体颤抖,神疲乏力,动则气短,心悸健忘,舌淡苔白,脉沉细弱为其特点;血瘀风动证多以肢颤头摇,面色晦暗,肌肤甲错,舌质紫暗或夹瘀斑,脉弦涩为其临床特征;髓海不足证则主要表现为头摇肢抖,腰膝酸软,头晕耳鸣,失眠健忘,舌质红,舌苔薄白,脉沉细等;阳气虚衰证则以肢体颤动,筋脉拘挛,畏寒肢冷,腰酸膝软,舌淡苔白,脉沉细为其重要特征。

颤证的分证论治详见表 3-2。

表 3-2 颤证分证论治

证候	治法	推荐方	常用加减
风阳内动	镇肝息风 舒筋止颤	天麻钩藤饮合镇肝息风汤加减	焦虑心烦,加龙胆草、夏枯草;眩晕耳鸣,加知母、黄柏、牡丹皮
痰热风动	清热化痰 平肝息风	导痰汤合羚角钩藤汤加减	胸闷恶心,咯吐痰涎,加煨皂角、白芥子;急躁易怒,加天竺黄、牡丹皮、郁金

续表

证候	治法	推荐方	常用加减
气血亏虚	益气养血 濡养筋脉	人参养营汤加减	心悸、失眠、健忘,加炒酸枣仁、柏子仁;肢体疼痛麻木,加鸡血藤、丹参、桃仁
血瘀风动	活血化瘀 柔肝通络	血府逐瘀汤加减	肢体僵硬失灵,加蜈蚣、鸡血藤;便干便秘,加大黄、芒硝、枳实
髓海不足	填精补髓 育阴息风	龟鹿二仙膏合大定风珠加减	肢体麻木,拘急强直,加木瓜、僵蚕、白芍;神识呆滞,加石菖蒲、远志
阳气虚衰	补肾助阳 温煦筋脉	右归丸加减	大便稀溏,加干姜、肉豆蔻;颤动不止,加僵蚕、全蝎、地龙

(三)临证备要

颤证病位在脑髓、筋脉,一般多有痰浊、瘀血阻滞经脉,气血不畅的临床表现,据"血行风自灭"之理,临证运用养血活血、化痰祛瘀通脉之品对减轻震颤往往可收良效。常选用当归、白芍、鸡血藤、川芎、红花、桃仁、丹参等养血活血;石菖蒲、白僵蚕、胆南星、天竺黄等消解顽痰。白芍乃养血濡筋,缓急止颤的良药,宜重用至 15～30 g。

颤证属"风病"范畴,临床对各证型的治疗均可在辨证的基础上配合息风之法。临床每遇颤证日久,邪伏较深,其他息风之药不能奏效时,往往使用虫类药可获良效。正如叶天士所言:"久病邪正混处其间,草木不能见效,当以虫蚁疏通逐邪。"虫类药不但息风定颤,且有搜风通络之功,常用虫类药物有蜈蚣、地龙、全蝎、僵蚕等,然虫类药物作用峻猛,耗气伤阴,一般不宜单独使用,多配以益气养阴,滋补肝肾之法。服药方法以焙研为末吞服为佳,入煎剂效逊。此外,羚羊角在颤证的临床治疗中有肯定的疗效,久颤不愈者可配合应用,但其价格较贵,临证时可用山羊角代替。但对于肝豆状核变性引起的震颤患者,则不可使用上述金石类息风药(如龙骨、牡蛎、珍珠母等)和虫类药,因此类药物含铜量较高,服后往往加重病情。

颤证病情延绵,治疗难取速效,需告知患者应长期坚持治疗;临证时宜守法守方,不可频繁更方易法,欲过分求速反易致病情复杂,变证丛生。

(四)常见变证的治疗

1.便秘

如大便干结,口干舌燥,或伴头晕耳鸣,面红心烦,舌干红,脉细数或沉而无力者选用增液承气汤加减,以滋阴增液,泄热通便。如大便秘结,畏寒肢冷,小便清长,舌淡苔白,脉沉迟者可予济川煎加减,以温补肾阳,润肠通便。

2.郁证

如急躁易怒,胸胁胀满,目赤头痛,眩晕耳鸣,舌红,苔黄,脉弦数者,可予丹栀逍遥散加减,以疏肝解郁,清肝泻火;如精神抑郁,性情急躁,面色晦暗,胸胁刺痛,痛有定处,舌质紫暗或夹瘀斑,脉弦涩者,可予四物化郁汤,以补血活血,解郁安神。

(五)其他疗法

1.中成药治疗

(1)天麻钩藤颗粒:平肝息风,清热安神。适用于颤证风阳内动证。

(2)六味地黄丸:滋阴补肾。适用于颤证肾阴不足证。

(3)全天麻胶囊:平肝息风。适用于颤证风阳内动证。

(4)血府逐瘀胶囊:活血化瘀,行气止痛。适用于颤证血瘀风动证。

2.针灸推拿

(1)针灸:针灸治疗本病取得了较确切的临床疗效,本病多为本虚标实之证,治疗主张补虚泻实,调节脏腑。治疗方法也由传统的毫针转向多种针具及方法综合应用,临床治疗多以头针为主,综合应用体针、腹针、梅花针、三棱针、灸疗等多种器具和治疗方法。针刺头部穴位不仅可以激发头部经气,调节头部阴阳,并因十四经脉直接或间接通向头部,平衡全身气血和阴阳,改善全身症状。

(2)推拿:对于缓解早期出现的僵直效果较好,推拿可松解肌筋,解除僵硬。临证时动作宜轻柔和缓,要对颈、腰、四肢各关节及肌肉进行推拿,维持关节的活动幅度。

3.康复训练

(1)放松锻炼:放松和深呼吸锻炼有助于缓解患者心理紧张,减轻行动不便、动作缓慢及肢体震颤等症状。

(2)关节运动范围训练:力求每个关节的活动都要到位,注意避免过度的牵拉。

(3)平衡训练:加强姿势反射、平衡、运动转移和旋转运动的训练。双足分开站立,向前后左右移动重心,跨步运动并保持平衡;躯干和骨盆左右旋转,并使上肢随之进行大的摆动;重复投扔和拣回物体;运动变换训练包括床上翻身、上下床、从坐到站、床到椅的转换等。

(4)步态训练:关键在于抬高脚尖和跨大步距。患者两眼平视,身体站直,两上肢的协调摆动和下肢起步合拍,跨步要尽量慢而大,两脚分开,两上肢在行走时做前后摆动,同时还要进行转弯和跨越障碍物训练。转弯时要有较大的弧度,避免一只脚与另一只脚交叉。

五、名医经验

(一)颜德馨

颤证多由瘀血作祟,心主血液以养脉,肝主气机疏泄以濡筋,若气滞血瘀,血气不能滋润筋脉,则颤振频发。在颤证治疗上推崇气血学说,在古人"血虚生风"的理论上创立"血瘀生风"的观点,遵循"疏其血气,令其条达而致和平"的重要治疗原则,主张运用活血化瘀、祛风通络之剂治疗颤证。临床习用王清任的血府逐瘀汤、通窍活血汤化裁。血府逐瘀汤的特点是活血化瘀而不伤血,疏肝解郁而不耗气。诸药配合,使血活气行,瘀化热消而肝郁亦解,诸症自愈。临证治疗时,根据患者的表现随症加减,每每能获良效:若肝阳偏亢,则加龙骨、牡蛎、磁石以潜阳息风;阴虚阳亢则予鳖甲、龟甲等滋阴潜阳之品;瘀血日久可加用搜剔脉络瘀血之水蛭、全蝎、蜈蚣、土鳖虫等。

(二)王永炎

颤证病程漫长,痰湿胶着,凝结不化。痰为顽痰,胶着之痰,阻在脑窍经脉。患者多数见舌质紫暗,或见瘀点瘀斑,为瘀血内停之表现。瘀血久留不去而成死血,死血留滞新血难生,浊邪不化,运化难复。死血顽痰内停,阻滞脑窍、经隧,灵机不出,筋脉失养,而见震颤、强痉、拘急等症。死血、顽痰留滞,是老年颤证症状产生的直接原因。

震颤、强直、拘痉为风邪内动之象,为虚风内动,为内风暗煽。内风是颤病病变过程贯穿始终的因素之一,且为震颤、强直发作的主要动因。内风旋动在本病患者表现为两种不同的方式。一为内风旋动之象外露,显示明确的风象,而见震颤不止之症;一为"内风暗煽",不显露明确的风"动"之象,不见震颤,而以肢体僵硬、拘痉,甚则言语发紧之症为主。不同的临床表现,相同的病机,内风旋动是发病的动因。平息内风主治在肝,治疗上可以镇肝息风,养血柔肝息风,滋阴潜阳息风。应辨证论治,但无论何法,均可加入息风药物,平肝息风。

息风、活血、化痰为治疗通则,但治疗颤证的根本在于固本培元。调理脾胃以助后天之本。治以调补、清补为主,药物选用太子参、西洋参、黄芪、茯苓、白术、淮山药等。

第三节　痴　呆

一、临床诊断

(1)记忆障碍,包括短期记忆障碍(如间隔 5 分钟后不能复述 3 个词或 3 件物品名称)和长期记忆障碍(如不能回忆本人的经历或一些常识)。

(2)认知损害,包括失语(如找词困难或命名困难)、失用(如观念运动性使用及运动性使用)、失认(如视觉和触觉性失认)、执行功能(如抽象思维、推理、判断损害等)一项或一项以上损害。

(3)上述两类认知功能障碍明显影响了职业和社交活动,或与个人以往相比明显减退。

(4)起病隐匿,发展缓慢,渐进加重,病程一般较长。但也有少数病例为突然起病,或波动样、阶梯样进展,常有中风、眩晕、脑外伤等病史。

神经生理学检查、日常活动能力量表、磁共振或脑脊液检查等有助于痴呆的临床诊断。

二、病证鉴别

痴呆需与郁证、癫病相鉴别,见表 3-3。

表 3-3　痴呆与郁证、癫病鉴别要点

鉴别要点	痴呆	郁证	癫病
病因病机	髓海渐空,元神失养;或邪扰清窍,神机失用	肝失疏泄、脾失健运、心失所养、脏腑阴阳气血失调	肝气郁结,肝失条达,气郁生痰;或心脾气结,郁而生痰,痰气互结,蒙蔽神机
主症	记忆减退、时空混淆、计算不能等智能障碍为主	心境不佳、表情淡漠、少言寡语、思维迟缓等抑郁症状为主	沉默寡言、感情淡漠、语无伦次,或喃喃自语、静面少动等精神失常症状为主
兼症	失语、失用、失认等认知损害或伴精神行为症状等	胸胁胀满,或伴疼痛,或易怒易哭等	肢体困乏,烦而不眠,秽洁不分,不思饮食等
舌苔脉象	舌淡苔白或腻;脉沉细或弦滑	舌质淡或红;苔白或黄;脉弦数或弦滑	舌淡或淡红;脉弦滑或沉细无力

三、病机转化

痴呆的病位在脑,与心肝脾肾功能失调密切相关。病理性质有虚实之分,以虚为本,实为标,临床上多见虚实夹杂之证。本虚为脾肾亏虚,气血不足,髓海不充,导致神明失养。正虚日久,气血亏乏,脏腑功能失调,气血运行不畅,或积湿为痰,或留滞为瘀,加重病情,出现虚中夹实证。标实为痰、瘀、火、毒内阻,上扰清窍。痰瘀日久可损及心脾肝肾气血阴精,致脑髓渐空,转化为虚或见虚实夹杂。若痰热瘀积,日久生毒,损伤脑络,可致病情恶化而成毒盛正衰之证。平台期多见虚证,一般病情稳定。波动期常见虚实夹杂,心肝火旺、痰瘀互阻,病情时轻时重。下滑期多因外感六淫、情志相激,或再发中风等因素,而使认知损害加重。此时证候由虚转实,病情由波动而转为恶化。见图3-2。

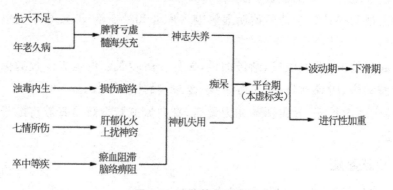

图 3-2 病机转化示意图

四、辨证论治

(一)治则治法

本病虚证当补肾健脾以养髓,重在培补先天之肾精和后天之脾气,尤以补肾生精为要,即所谓"补肾即补髓"。实证当化痰祛瘀以开窍,重在逐痰化浊,活血化瘀,解毒通络,以开窍醒神,尤以化痰开窍为重,即所谓"治痰即治呆"。

(二)分证论治

本病多数与衰老、先天禀赋不足、后天脾胃失养、情志所伤、浊邪留滞等有关,少数病例与中风、外感、创伤等有关。由阴精、气血亏损,髓海失充,元神失养,或痰、瘀、火、毒内阻,上扰清窍所致。平台期常见髓海不足、脾肾亏虚、气血不足证,波动期常见痰浊蒙窍、瘀阻脑络、心肝火旺证,下滑期主见毒损脑络证。髓海不足证常伴腰酸骨软,步行艰难,舌瘦色淡,脉沉细;脾肾亏虚证伴见腰膝酸软,肌肉萎缩,食少纳呆,气短懒言,口涎外溢或四肢不温,泄泻,舌淡体胖;气血不足证多伴见倦怠嗜卧,神疲乏力,面唇无华,爪甲苍白,纳呆食少,大便溏薄,舌淡胖有齿痕,脉细弱;痰浊蒙窍证多伴见脾虚或气虚痰盛之象,如面色㿠白或苍白无泽,气短乏力,舌胖脉细滑;瘀阻脑络证多伴见血瘀气滞,经脉挛急或不通之象,如头痛难愈,面色晦暗,舌紫瘀斑,脉细弦或涩等;心肝火旺证常伴见头晕头痛,心烦易怒,口苦目干,咽干,口燥,口臭,口疮,尿赤,便干等热毒内盛之象;毒损脑络证常伴见痰毒、热毒、瘀毒壅盛之象,表情呆滞,双目无神,不识事物,或兼面色晦暗,秽浊如蒙污垢,或兼面红微赤,口气臭秽,口中黏涎秽浊,溲赤便干或二便失禁,或见肢体麻木,手足颤动,舌强语謇,烦躁不安甚则狂躁,举动不经,言辞颠倒等。痴呆的分证论治详见表3-4。

表3-4　痴呆分证论治

证候	治法	推荐方	常用加减
髓海不足	滋补肝肾生髓养脑	七福饮	肾精不足、心火亢旺可用六味地黄丸加丹参、莲子心、石菖蒲;痰热扰心,可用清心滚痰丸
脾肾亏虚	温补脾肾养元安神	还少丹	舌苔黄腻,不思饮食,中焦有蕴热,宜温胆汤加味
气血不足	益气健脾养血安神	归脾汤	脾虚及肾,加熟地黄、山茱萸、肉苁蓉、巴戟天、茴香
痰浊蒙窍	化痰开窍养心安神	洗心汤	肝郁化火,心烦躁动,言语颠三倒四,歌笑不休,甚至反喜污秽,宜用转呆汤
瘀阻脑络	活血化瘀通窍醒神	通窍活血汤	病久气血不足,加当归、生地黄、党参、黄芪;血瘀化热,肝胃火逆,头痛,呕恶,加钩藤、菊花、夏枯草、竹茹
心肝火旺	清心平肝安神定志	天麻钩藤饮	口齿不清去玄参,加石菖蒲、郁金;便秘加生大黄或玄参、生首乌、玄明粉;痰热盛加天竺黄、郁金、胆南星清热化痰
毒损脑络	清热解毒通络达邪	黄连解毒汤	痰热日久结为浊毒,应用大剂清热解毒之品,同时加用安宫牛黄丸天竺黄、石菖蒲、郁金、胆南星;热结便秘,可加大黄、瓜蒌;热毒入营,神志错乱,可加生地黄、玄参、水牛角粉或羚羊角粉、生地黄、牡丹皮或全蝎、蜈蚣

(三)临证备要

遣方用药时注意鹿角胶、龟板胶、阿胶宜烊化冲服;羚羊角用量不宜过大,一般1~5 g,内服煎汤,或1~3 g,单煎2小时以上,磨汁或研粉服,每次0.3~0.6 g,临床多用羚羊角粉冲服。炒杏仁用量不超过10 g,半夏不宜超过9 g;用附子通阳扶正时用量不宜超过 15 g;运用通腑泄热法时注意大黄用量,不宜过量,以通便为度,防止耗伤正气,生大黄宜后下,一般用量在 10～15 g;全蝎、蜈蚣均有毒,用量不宜过大,全蝎煎服 3～6 g,研末吞服 0.6～1 g,蜈蚣煎服 3～5 g,研末吞服 0.6～1 g;安宫牛黄丸常用量为每天 1 丸,温开水调匀后口服或鼻饲,如痰热较甚,可每 12 小时鼻饲 1 丸,连续服用 3 天。

本病治疗以补虚为主,治疗应重在温补脾肾,尤需重视补肾生精,同时根据痰、瘀、火、毒轻重而分别兼以化痰、平肝、通络、解毒,以开窍益智为目的。治疗同时,重视精神调理、智能训练及生活护理。长期的临床实践证明,在疾病早期把中医辨证施治的个体化治疗与西药靶向治疗结合起来,不仅能改善痴呆患者的症状,而且能延缓病情发展。

(四)其他疗法

1.中成药治疗

(1)清开灵注射液:清热解毒,醒神开窍。适用于痴呆属毒损脑络者。

(2)复方丹参滴丸:活血化瘀、芳香开窍、理气止痛。适用于痴呆属瘀血阻窍者。

(3)安脑丸:清热解毒、豁痰开窍、镇痉息风。适用于痴呆属痰热闭窍者。

(4)苏合香丸:芳香开窍,行气止痛。适用于痴呆属痰浊蒙窍者。

2.针灸治疗

临床上比较常用的是针灸联合多种特色疗法,如针刺配合灸法,针刺联合穴位注射,针药并用,头针体针相配合,耳穴,电针,激光治疗及配合中西医药物治疗的中西医结合方案等,能改善患者的脑血流量,在患者的智能恢复和提高生活质量方面疗效显著。

(1)针灸并用:取水沟、百会、大椎、风池、内关透外关、太溪、悬钟。大椎、水沟、内关透外关行强刺激;太溪、悬钟、大椎用补法;风池行平补平泻手法。针刺结束后用艾条灸百会、大椎 3～5 分钟,以局部皮肤潮红为度。

(2)针刺联合穴位注射:针刺取百会、强间、脑户、水沟为主,配神门、通里、三阴交。神志欠清加脑干、脑点;烦躁加大陵;流涎加地仓;构音障碍或吞咽困难加上廉泉。穴位注射取穴分 2 组,交替进行,哑门、肝俞、肾俞;大椎、风池、足三里。于每次针刺后再行穴位注射,每穴注射乙酰谷酰胺 1 mL。隔天治疗 1 次,15 次为 1 个疗程。

(3)针药并用:针刺取百会透四神聪、人中、风池、曲池、合谷、足三里、太溪、肾俞、脾俞,同时配合补阳还五汤以扩张脑血管,改善微循环,提高组织耐氧的能力,降低纤维蛋白原。

3.康复训练

痴呆患者在进行药物治疗的同时,要重视精神调理、智能训练及生活护理,使之逐渐恢复或掌握一定的生活和工作技能。

五、名医经验

(一)张伯礼

痴呆是脏腑功能衰退而导致的疾病,本病多因肾脏亏损所致,但亦有痰湿内阻、气虚血瘀、虚实相间之证。病位在脑,与肾、脾、心、肝等功能失调有关,病理性质为本虚标实,以五脏虚衰,气血亏损,髓海空虚,心神失养,清阳不升,脑窍失养为本;瘀血、痰浊内阻,浊阴不降,上蒙清窍为病之标。临床多虚实交错,病症错杂,虚瘀痰互见。此病的治疗既要强调肾虚为本,又要注重各个脏腑之间的联系,兼顾其他四脏之虚,调整各个脏腑之间的协同作用,多法联合应用。在补肾填精、补益气血的基础上,配合活血祛瘀、化痰开窍、通腑泄浊等诸法共用,辨证施治,随症加减,灵活运用。治疗大法为解郁散结、补虚益损,具体主要采用养心、补肾、健脾、活血化瘀、化痰开窍等治法,同时在用药上不可忽视血肉有情之品的应用。

(二)傅仁杰

痴呆病的发生,以肝肾精血亏损、气血衰少,髓海不足为本;以肝阳化风,心火亢盛,痰湿蒙窍,肝郁不遂为标。临床辨证分为虚实两大类,虚证以虚为主,实证多虚中夹实。虚证之髓海不足证治宜补肾、填精、益髓为主,佐以化瘀通络、开窍醒神之品,方用补肾益髓汤加减;虚证之肝肾亏损证治宜滋补肝肾,佐以息风安神定智,方用定智汤加减。实证分肝阳上亢、心火亢盛、湿痰阻络、气郁血虚等证。肝阳上亢证治宜平肝息风、育阴潜阳、醒神开窍,方用天麻钩藤汤、镇肝息风汤加减;心火亢盛证治宜泻火清心为主,佐以化瘀通络、醒神开窍,方用黄连泻心汤加减;痰湿阻络证治宜标本兼顾,健脾化痰、醒神开窍,方用转呆汤合指迷汤加减;气郁血虚证,治宜理气和血、醒神开窍,方用逍遥散合甘麦大枣汤加减。

第四节 痫 病

痫病是指以短暂的感觉障碍,肢体抽搐,意识丧失,甚则仆倒,口吐涎沫,两目上视或口中怪叫,移时苏醒,醒后如常人为主要临床表现的一种反复发作性神志异常的病证。俗称"羊痫风""痫厥""胎病"。尤以青少年多发,男性多于女性。

痫病始称"痫疾"有关论述首见于《黄帝内经》,如《灵枢·癫狂》记有:"癫疾始生,先不乐,头重痛,视举,目赤,甚作极,已而烦心。"此后历代医家对其病因、症状及治疗都有丰富的论述。

《难经·五十九难》云:"癫疾始发,意不乐,僵仆直视,其脉三部阴阳俱盛是也。"巢元方《诸病源候论》中将不同病因引起的痫病,分为风痫、惊痫、食痫、痰痫等,描述其发作特点为"痫病……醒后又复发,有连日发者,有一日三五发者"。陈无择《三因极一病证方论·癫痫方论》指出:"癫痫病皆由惊动,使脏气不平,郁而生涎,闭塞诸经,厥而乃成。或在母胎中受惊,或少小感风寒暑湿,或饮食不节,逆于脏气。"朱丹溪《丹溪心法·痫》:"无非痰涎壅塞,迷乱心窍。"《古今医鉴·五痫》指出:"夫痫者有五等,而类五畜,以应五脏,发则卒然倒仆,口眼相引,手足搐搦,背脊强直,口吐涎沫,声类畜叫,食顷乃苏。"以上论述指出了惊恐、饮食不节、母腹中受惊、偶感风寒、痰涎等是致痫的主要病因。

《证治准绳·痫》指出痫病与中风、痉病等病证的不同:"痫病仆时口中作声,将醒时吐涎沫,醒后又复发,有连日发者,有一日三五发者。中风、中寒、中暑之类则仆时无声,醒时无涎沫,醒后不再复发。痉病虽亦时发时止,然身强直反张如弓,不如痫之身软,或如猪犬牛羊之鸣也。"

对于本病治疗,《扁鹊心书》记载:"痫,中脘灸五十壮。"《备急千金要方》:"痫之为病,目反、四肢不举,灸风府……又灸项上、鼻人中、下唇承浆,皆随年壮。"《临证指南医案·癫痫》:"痫之实者,用五痫丸以攻风,控涎丸以劫痰,龙荟丸以泻火;虚者,当补助气血,调摄阴阳,养营汤、河车丸之类主之。"王清任则认为痫病的发生与元气虚"不能上转入脑髓"和脑髓瘀血有关,并创龙马自来丹、黄芪赤风汤治之。

现代医学的癫痫病,出现痫病的临床表现时,可参考本节进行辨证论治。

一、病因、病机

痫病之发生,多由先天因素,七情所伤,痰迷心窍,脑部外伤或其他疾病之后造成脏腑功能失调,气机逆乱,阴阳失衡,元神失控所致,而尤以痰邪作祟最为重要。心脑神机失用为本,风、痰、火、瘀致病为标,先天遗传与后天所伤是两大致病因素。

(一)先天因素

痫病始于幼年者,与先天因素密切相关。先天因素有两方面:一是如《素问·奇病论》中所说的"因未产前腹内受损……或七情所致伤胎气";二是父母禀赋不足,或父母本身患癫痫,导致胎儿精气不足,影响胎儿发育,出生后,小儿脏气不平,易生痰生风,导致痫病发作。

(二)七情失调

主要责之于惊恐。由于突受大惊大恐,"惊则气乱""恐则气下",造成气机逆乱,进而损伤肝肾,致使阴不敛阳而生热生风,痫病发作。小儿脏腑娇嫩,元气未充,神气怯弱,或素蕴风痰,更易因惊恐而发生本病。正如《三因极一病证方论·癫痫叙论》指出"癫痫病,皆由惊动,使脏气不平"。

(三)痰迷心窍

过食醇酒厚味,以致脾胃受损,精微不布,湿浊内聚成痰;或劳伤思虑,脏腑失调,气郁化火,火热炼液成痰,一遇诱因,痰浊或随气逆,或随风动,蒙蔽心窍,壅塞经络,从而发生痫证。即如《丹溪心法》指出的"无非痰涎壅塞,迷闷孔窍",故有"无痰不作痫"之说。

(四)脑部外伤

由于跌仆撞击,或出生时难产,均能导致颅脑受伤。外伤之后,气血瘀阻,血流不畅则神明遂失;筋脉失养,则血虚动风而发病。

此外,或因六淫之邪所干,或因饮食失调,或患他病之后,均可致脏腑受损,积痰内伏,一遇劳作过度,生活起居失于调摄,遂致气机逆乱而触动积痰,痰浊上扰,闭塞心窍,壅塞经络,发为痫病。

痫病病位主要责之于心肝,而与五脏均有关联。本病的发生,主要是由于风、火、痰、瘀等病理因素导致心、肝、脾、肾脏气失调,引起一时性阴阳紊乱,气逆痰涌,火炎风动,蒙蔽清窍,心脑神机失用所致。其中,心脑神机失用为本,风、火、痰、瘀致病为标,病理因素又总以痰为主。

二、诊断要点

(一)症状

(1)任何年龄、性别均可发病,但多在儿童期、青春期或青年期发病,多因先天因素或有家族史,每因惊恐、劳累、情志过极、饮食不节、头部外伤等诱发。

(2)痫病大发作,突然昏倒,不省人事,两目上视,四肢抽搐,口吐涎沫,或有异常叫声,移时苏醒,醒后除疲乏无力外,一如常人。

(3)痫病小发作,突然呆木,瞬间意识丧失,面色苍白,动作中断,手中物件落地,或头突然向前下垂,两目上视,多在数秒至数分钟恢复,清醒后对上述症状全然无知等。

(4)局限性发作可见多种形式,如口、眼、手等局部抽搐,而无突然昏倒,或凝视,或无语言障碍,或无意识动作等,多在数秒至数分钟即止。

(5)发作前可有眩晕、胸闷等先兆。

(二)检查

脑电图呈阳性反应,必要时做相应的影像学检查,有助于诊断。

三、鉴别诊断

(一)中风

痫病重证应与中风相鉴别。痫病重证与中风均有突然仆倒,不省人事之主症,但痫证无半身不遂、口眼㖞斜等症,且醒后一如常人;而中风亦无痫证之口吐涎沫、两目上视或口中怪叫等症,醒后遗留偏瘫等后遗症状。

(二)厥证

两者均无后遗症,厥证除见突然仆倒,不省人事之症外,还有面色苍白,四肢厥冷,但无口吐涎沫,两目上视,四肢抽搐和口中怪叫之症,临床上亦不难区别。

四、辨证

痫病主要辨别发病持续时间和间隔时间的长短,一般持续时间长则病重,时间短则病轻;间隔时间长则病轻,间隔时间短则病重。确定病性属风、痰、热、瘀,辨证施治。

(一)发作期

1.阳痫

证候:病发前多有眩晕,头痛而胀,胸闷乏力,喜欠伸等先兆症状,或无明显症状,旋即仆倒,不省人事,面色潮红或紫红,牙关紧闭,两目上视,项背强直,四肢抽搐,口吐涎沫或喉中痰鸣,或发怪叫,移时苏醒,除感疲乏、头痛外,一如常人,舌质红,苔黄腻,脉弦数或弦滑。

分析:此为癫痫大发作。先天不足或肝火偏旺,郁久化热,火动生风,煎熬津液,结而为痰,痰火阻闭心窍,则发痫病典型症状;舌红、苔黄腻,脉弦滑或弦数,均为痰热壅盛之象。

2.阴痫

证候:发痫则面色晦暗青灰而黄,手足清冷,双眼半开半合,昏聩偃卧,手足拘急,或抽搐时作,口吐涎沫,一般口不啼叫,或声音微小,或仅为呆木无知,不闻不见,不动不语,或动作中断,手中物件落地;或头突然向前倾下,又迅速抬起;或二目上吊数秒乃至数分钟即可恢复,病发后对上述症状全然无知,多一日频作十数次或数十次,醒后周身疲乏,或如常人,舌质淡,苔白腻,脉多沉细或沉迟。

分析:此为癫痫发作不典型者或癫痫小发作。饮食劳倦,脾胃受损,精微不布,湿浊内聚成痰;或久病不愈,气血亏虚,脏腑失调,痰湿内结,上蒙清窍,而致痫病诸证,痰湿尚未化热,故无热象;癫疾频发,耗伤气血,故醒后周身疲乏;舌脉俱为痰湿之象。

(二)休止期

1.痰火扰神

证候:急躁易怒,心烦失眠,气高息粗,痰鸣漉漉,口苦咽干,便秘溲黄,病发后,病情加重,甚则彻夜难眠,目赤,舌红,苔黄腻,脉多沉弦滑而数。

分析:过食醇酒厚味,聚湿成痰,痰浊郁久化热或肝郁化火,炼液为痰,痰火上扰清窍心神,故见急躁易怒,心烦失眠,气高息粗,痰鸣漉漉,口苦,甚则彻夜难眠,目赤;痰热伤津则咽干,便秘溲黄;舌脉俱为痰热之象。

2.风痰闭阻

证候:发病前后多有眩晕、胸闷乏力等先兆症状,发作时猝然仆倒,昏不识人,喉中痰鸣,口吐白沫,手足抽搐,舌质红,苔白腻,脉多弦滑有力。

分析:痰浊上扰,清阳不展,则发作前后常有眩晕、胸闷乏力等症;肝风内动,肝气不畅,则情志不舒;风痰上涌,则痰多;苔白腻,脉滑,均为肝风挟痰浊之象。

3.心脾两虚

证候:反复发痫不愈,神疲乏力,面色无华,身体消瘦,纳呆便溏,舌质淡,苔白腻,脉沉弱。

分析:反复发痫不愈,耗伤气血,不能濡养全身,上充于面,故神疲乏力,面色无华,身体消瘦;后天之本不运,则纳呆便溏;舌脉均为气血耗伤,痰浊留滞之象。

4.肝肾阴虚

证候:痫证频作,神思恍惚,面色晦暗,头晕目眩,两目干涩,耳轮焦枯不泽,健忘失眠,腰膝酸软,大便干燥,舌红苔薄黄,脉沉细而数。

分析:先天不足,或突受惊恐,造成气机逆乱,进而损伤肝肾,或痫证频发而耗伤肝肾,致使阴不敛阳,虚风内动,故痫证频作;肝肾精血不能上充,而脑为髓之海,肝开窍于目,肾开窍于耳,故神思恍惚,面色晦暗,头晕目眩,两目干涩,耳轮焦枯不泽,健忘失眠;肾虚则腰膝酸软;精血不足则阴液亏虚,肠道失濡,故见大便干燥;舌脉均为阴虚有热之象。

5.瘀阻清窍

证候:平素头晕头痛,常伴单侧肢体抽搐,或一侧面部抽动,颜面口角青紫,舌质暗红或有瘀斑,舌苔薄白,脉涩或弦。多继发于颅脑外伤、产伤、颅内感染性疾病或先天脑发育不全。

分析:瘀血阻窍或颅脑外伤等致平素头痛头晕,脑络闭塞,脑神失养,气血失调而肝风内动,痰随风动,常伴单侧肢体抽搐;风痰闭阻,心神被蒙,痰蒙清窍故而发病,舌苔脉象均为瘀血阻络之象。

五、治疗

本病治疗宜分标本虚实。频繁发作,以治标为主,着重清肝泻火,豁痰息风,开窍定痫;平时则补虚以治其本,宜益气养血,健脾化痰,滋补肝肾,宁心安神。

(一)中药治疗

1.发作期

(1)阳痫。治法:开窍醒神,清热涤痰息风。

处方:黄连解毒汤或以此方送服定痫丸。

方中以黄芩、黄连、黄柏、栀子苦寒直折,清泻上、中、下三焦之火。定痫丸源于《医学心悟》,有豁痰开窍,息风止痉之功。方中贝母、胆南星苦凉性降,用以清化热痰,其中贝母甘润,使苦躁而不伤阴;半夏燥湿化痰;天麻息风化痰。可加全蝎、僵蚕以助天麻息风止痉之功;朱砂、琥珀能镇静安神;石菖蒲、远志可宁心开窍。

(2)阴痫。治法:开窍醒神,温化痰涎。

处方:五生饮加减。

方以生南星、生半夏、生白附子辛温燥湿祛痰;半夏降逆散结;川乌大辛大热,散寒除滞;黑豆补肾利湿。可加二陈汤以健脾除痰。

兼气虚者,加党参、黄芪、白术以补气;血虚者,加当归、丹参、夜交藤养血而不滋腻。

2.休止期

(1)痰火扰神。治法:清肝泻火,化痰开窍。

处方:当归龙荟丸加减。

方中以龙胆草、青黛、芦荟直入肝经而泻肝火;大黄、黄连、黄芩、黄柏、栀子苦寒而通泻上、中、下三焦之火,其中尤以大黄推陈致新,降逆而不留邪,涤痰散结;配木香、麝香辛香走窜,通窍而调气,使清热之力益彰,又恐苦寒之药太过,以当归和血养肝。诸药相合,使痰火得泻,气血宣通,阴阳调顺,神安志宁而病向愈。可加茯苓、姜半夏、橘红,健脾益气化痰,以宏药力。

若大便秘结较重者,可加生大黄;若痰黏者可加竹沥水。

(2)风痰闭阻。治法:平肝息风,豁痰开窍。

处方:定痫丸。

方中天麻、全蝎、僵蚕平肝息风止痉;川贝母、胆南星、姜半夏、竹沥、石菖蒲涤痰开窍而降逆;琥珀、茯神、远志、朱砂镇心安神定痫;茯苓、陈皮健脾益气化痰;丹参理血化瘀通络。

若痰黏不利者,加瓜蒌;痰涎清稀者加干姜、细辛;若纳呆者可加白术、茯苓。

(3)心脾两虚。治法:补益气血,健脾宁心。

处方:六君子汤合温胆汤加减。

方中以四君子汤健脾益气;陈皮、半夏、竹茹化除留滞之痰;枳实行气散结;姜枣养胃而调诸药。可加远志、酸枣仁、夜交藤以宁心安神。

若食欲缺乏加神曲、山楂、莱菔子行气消食导滞。若体虚不盛,可酌加僵蚕、蜈蚣息风化痰,通络止痉;便溏者加焦米仁、炒扁豆、炮姜等健脾止泻。

(4)肝肾阴虚。治法:滋养肝肾,平肝息风。

处方:大补元煎加减。

方中以人参、炙甘草、熟地黄、枸杞子、山药、当归、山茱萸、杜仲益气养血,滋养肝肾;可加鹿角胶、龟板胶养阴益髓;牡蛎、鳖甲滋阴潜阳。

若心中烦热者,可加竹叶、灯心草;大便秘结甚者,可加火麻仁、肉苁蓉。

(5)瘀阻清窍。治法:活血祛瘀,洗风通络。

处方:通窍活血汤加减。

方中赤芍、川芎、桃仁、红花活血祛瘀;麝香、老葱,通阳开窍,活血通络;地龙、僵蚕、全蝎息风定痫。

若兼痰热,可加竹沥、胆南星;兼肝火上扰,加菊花、石决明;兼阴虚,加麦冬、鳖甲;兼心肾亏虚,加党参、枸杞子、熟地黄。

(二)针灸治疗

1.发作期

(1)基本处方:水沟、后溪、合谷、太冲、腰奇。

水沟属督脉,后溪通督脉,二穴合用,通督调神;合谷配太冲,合称"四关",可开关启闭;腰奇是治疗癫痫的经外奇穴。

(2)加减运用:主要有以下几种。

阳痫:加十宣或十二井穴(选3~5穴)点刺出血,以清热泻火、开关启闭。余穴针用泻法。

阴痫:加足三里、关元、三阴交以益气养血、温化痰饮,针用补法。余穴针用平补平泻法。

病在夜间发作:加照海以调阴跷。诸穴针用平补平泻法。

病在白昼发作:加申脉以调阳跷。诸穴针用平补平泻法。

2.休止期

(1)基本处方:百会、大椎、风池、腰奇。

百会、大椎同经相配,通督调神;风池位于头部,为脑之分野,足少阳经别贯心,经脉交会至百会,可疏调心脑神机;腰奇是治疗癫痫的经外奇穴。

(2)加减运用:主要有以下几类。

痰火扰神证:加行间、内关、合谷、丰隆以豁痰开窍、清热泻火,针用泻法。余穴针用平补平泻法。

风痰闭阻证:加本神、太冲、丰隆以平肝息风、豁痰开窍。诸穴针用泻法。

心脾两虚证:加心俞、脾俞以补益心脾、益气养血。诸穴针用补法。

肝肾阴虚证:加肝俞、肾俞、太溪以补益肝肾、潜阳安神,针用补法。余穴针用平补平泻法。

瘀阻清窍证:加太阳、膈俞以活血化瘀,太阳刺络出血。余穴针用泻法。

(3)其他:有以下两类疗法。

耳针疗法:取脑、神门、心、枕、脑点,每次选2~3穴,毫针强刺激,留针30分钟,间歇捻针,隔天1次。或埋揿针,3~4天换1次。

穴位注射疗法:取足三里、内关、大椎、风池,每次选用2~3穴,用维生素 B_1 注射液,每穴注射0.5 mL。

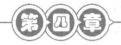

心系病证

第一节 心 悸

心悸是指气血阴阳亏虚，或痰饮瘀血阻滞，心失所养，心脉不畅，引起心中急剧跳动，惊慌不安，不能自主为主要表现的一种病证。心悸发作时常伴气短、胸闷，甚至眩晕、喘促、晕厥；脉象或数，或迟，或节律不齐。心悸因惊恐、劳累而发，时作时止，不发时如常人，病情较轻者为惊悸；若终日悸动，稍劳尤甚，全身情况差，病情较重者为怔忡。惊悸日久不愈亦可转为怔忡。

心悸病位主要在心，病因较复杂，既有体质因素、饮食劳倦或情志所伤，亦有因感受外邪或药物中毒所致。其虚证者，多因气血阴阳亏虚，引起心神失养，治当补益气血，调理阴阳，以求气血调畅，阴平阳秘，配合应用养心安神之品，促进脏腑功能的恢复；实证者常见痰浊、瘀血、水饮，而致心神不宁，治当化痰、涤饮，配合应用活血化瘀之品，以求去邪安正，心神得宁；当临床表现虚实夹杂时，当根据虚实轻重之多少，灵活应用益气养血，滋阴温阳，化痰涤饮，行气化瘀，养心安神，重镇安神之法。初起病情较轻，此时如辨证正确，治疗及时得当，且患者积极配合，则疾病容易恢复。若失治、误治或患者欠配合，病情亦有由轻转重者，特别是老年人，肝肾本已渐亏，阴阳气血亦不足，如若病久，心病累及肝肾，导致真气亏损愈重，则病情复杂，治疗较难，恢复亦慢。此外，老年人心悸初起多属虚，以心气不敛，心血不足为多见，日久易虚实夹杂，使病情加重。

心悸多见于各种心律失常，心悸可发于任何年龄，但老年人素体亏虚，心气不足，心悸的发生率可随年龄增加而增高。心悸常常提示心脏本身疾病，也可为其他疾病的主要症状之一，如胸痹、失眠、健忘、眩晕、水肿、喘病等亦可出现心悸症状。

　　根据本病的临床表现,各种原因引起的心律失常,如心动过速、心动过缓、期前收缩、心房颤动或扑动、房室传导阻滞、病态窦房结综合征、预激综合征及心功能不全、神经官能症等,凡具有心悸临床表现的,均可参考本节辨证论治。

一、病名溯源

　　关于心悸之病名,古有惊悸、心忪、怔忡、心动悸、心下悸等。《黄帝内经》中虽然没有心悸病名,但在《素问·三部九候论》中有"参伍不调者病",在《素问·平人气象论》中有"脉绝不至曰死,乍疏乍数曰死"的记载。《素问·至真要大论》中说:"心澹澹大动,……病本于心。"《灵枢·根结》中说:"持在脉口,数其至也,五十动而不一代者,五脏皆受气;四十动一代者,一脏无气;三十动一代者,二脏无气;……不满十动一代者,五脏无气。"可见,《黄帝内经》虽未明确提出心悸之病名,但对心悸症状的描述非常具体和生动。

　　心悸的病名,首见于汉代张仲景的《伤寒论·辨太阳病证脉并治》:"脉浮数者,法当汗出而愈,身重,心悸者,不可发汗,当自汗出乃解。"在《金匮要略》和《伤寒论》两部名著中,张仲景还提出了"心动悸""心下悸""心中悸"及"惊悸"等病名,并对它的发病原因作了扼要的叙述,在《金匮要略》一书中,立"惊悸吐衄下血胸满瘀血病脉证治"篇,并有"动则为惊,弱则为悸"的记载,认为前者是因惊而动,后者是因虚而心悸。《伤寒论》一书中还提到了"伤寒,脉结代,心动悸""水在肾,心下悸",以及对心悸的脉象结代脉做了详细的描述。在《金匮要略·血痹虚劳病脉证并治》中记载了"虚劳里急,悸,衄,腹中痛……小建中汤主之"。由此可见,张仲景不但对心悸的发病原因、病证表现有一定的认识,而且,对心悸的治疗也做了专门论述。

　　隋代巢元方等在《诸病源候论·伤寒病诸候·伤寒悸候》中说:"悸者,动也,谓心下悸动也。"

　　唐代孙思邈在《备急千金要方·心脏》中说:"诊得心积,沉而芤,时一下无常处,病胸满,悸,面赤咽干,心烦掌中热,甚则唾血。"又说:"左手寸口、人迎以前脉阴虚者,手少阴经也,病苦悸恐不乐。"

　　元代《丹溪心法·惊悸怔忡》对惊悸怔忡做了详细的鉴别。"惊者,恐怖之谓;悸者,怔忡之谓。心虚而疾郁,则耳闻人声,目击异物,遇险临危,触事丧志,心为之忤,使人有惕惕之状,是则为惊。心虚而停水,则胸中渗漉,虚气流动,水既上乘,心火恶之,心自不安,使人有快快之状,是则为悸。"说明惊悸常由外因引起,偶受外来刺激,或因惊恐,或因恼怒,均可发病;发病时作时止,病来虽速,但全身情况较好,病势浅而短暂;怔忡每因内因而成,自觉心中惕惕,稍劳即发,病来虽慢,但全身情况差,病情较为深重。

明代张景岳对惊悸、怔忡的病因、病机和证治论述较为全面,他在《景岳全书·杂证谟·怔忡惊恐》中说:"怔忡之病,心胸筑筑振动,惶惶惕惕,无时得宁者是也。……此证惟阴虚劳损之人乃有之。"

明代《证治准绳·杂病·悸》中说:"悸,心忪也……悸,即怔忡。"

清代《医宗金鉴·订正仲景全书金匮要略注·惊悸吐衄下血胸满瘀血病脉证治》中记载:"惊自外至者也,惊则气乱,故脉动不宁;悸自内惕者也,惊自中虚,故脉弱而无力。"分析了惊、悸发生的病因,并对惊与悸从脉象上做出了鉴别。

可见,古人对心悸的描述甚多,在病名上常惊悸、心悸、怔忡相提并论,临证相涉互见,颇难截分。

二、中医诊断标准

(1)自觉心搏异常,或快速或缓慢,或跳动过重,或忽跳忽止。呈阵发性或持续不解,神情紧张,心慌不安。

(2)伴有胸闷不适,心烦寐差,颤抖乏力,头晕等症。中老年患者,可伴有心胸疼痛,甚则喘促,汗出肢冷,或见晕厥。

(3)可见数、促、结、代、缓、迟等脉象。

(4)常有情志刺激,惊恐,紧张,劳倦,饮酒等诱发因素。

(5)血常规、血沉、抗"O"、T_3、T_4、心电图、X线胸部摄片、测血压等检查,有助明确诊断。

三、鉴别诊断

(一)胸痹心痛

胸痹心痛常可与心悸合并出现,但胸痹心痛除可见心慌不安,脉结或代外等心悸症状外,必以心痛为主症。多呈心前区或胸骨后刺痛、闷痛,常因劳累、感寒、饱餐或情绪波动而诱发,多呈短暂发作。也有甚者心痛剧烈不止,唇甲发绀或手足青冷至节,呼吸急促,大汗淋漓,直至晕厥,病情危笃。

(二)奔豚

奔豚发作之时,亦觉心胸躁动不安。奔豚病症状为"从少腹起,上冲咽喉,发作欲死,复还止,皆从惊恐得之"。故本病与心悸的鉴别要点:心悸为心中剧烈跳动,发自于心;奔豚乃上下冲逆,发自少腹。

（三）卑愫

卑愫症状为"痞塞不欲食,心中常有所歉,爱处暗室,或倚门后,见人则惊避,似失志状"。卑愫病因为"心血不足",虽有心慌,一般无促、结、代、疾、迟等脉象出现,是以神志异常为主的疾病,与心悸不难鉴别。

（四）心下悸、心下痞

心下指胃脘,心下悸指心下（胃脘处）惕惕然跳动而言。心下痞指胃脘满闷不舒,按之柔软不痛的症状。其与心悸的鉴别要点:心下悸与心下痞病位皆在胃,而心悸病位在心。

四、证候诊断

（一）心虚胆怯

1.主症

心悸不宁,善惊易恐,稍惊即发,劳则加重。

2.次症

胸闷气短,自汗,坐卧不安,恶闻声响,少寐多梦而易惊醒,舌质淡红,苔薄白,脉动数或细弦。

（二）心脾两虚

1.主症

心悸气短,失眠多梦,思虑劳心则甚。

2.次症

神疲乏力,眩晕健忘,面色无华,口唇色淡,纳少腹胀,大便溏薄,舌质淡,苔薄白,脉细弱。

（三）肝肾阴亏

1.主症

心悸失眠,眩晕耳鸣。

2.次症

形体消瘦,五心烦热,潮热盗汗,腰膝酸软,视物昏花,两目干涩,咽干口燥,筋脉拘急,肢体麻木,急躁易怒,舌质红,少津,苔少或无,脉象细数。

（四）心阳不振

1.主症

心悸不安,动则尤甚,形寒肢冷。

2.次症

胸闷气短,面色㿠白,自汗,畏寒喜温,或伴心痛,舌质淡,苔白,脉虚弱或沉细无力。

(五)水饮凌心

1.主症

心悸眩晕,肢面浮肿,下肢为甚,甚至咳喘,不能平卧。

2.次症

胸脘痞满,纳呆食少,渴不欲饮,恶心呕吐,形寒肢冷,小便不利,舌质淡胖,苔白滑,脉弦滑或沉细而滑。

(六)血瘀气滞

1.主症

心悸,心胸憋闷,心痛时作。

2.次症

两胁胀痛,善太息,形寒肢冷,面唇紫暗,爪甲青紫,舌质紫暗,或有瘀点、瘀斑,脉涩或结或代。

(七)痰浊阻滞

1.主症

心悸气短,胸闷胀满。

2.次症

食少腹胀,恶心呕吐,或伴烦躁失眠,口苦口干,纳呆,小便黄赤,大便秘结,舌苔白腻或黄腻,脉弦滑。

(八)邪毒犯心

1.主症

心悸,胸闷,气短,左胸隐痛。

2.次症

发热,恶寒,咳嗽,神疲乏力,口干渴,舌质红,少津,苔薄黄,脉细数或结代。

五、病因、病机

(一)病因

心悸的病因较复杂,既有体质因素、饮食劳倦或情志所伤,亦有感受外邪或药物中毒所致。其虚证者,多因气血阴阳亏虚,引起心神失养;实证者常见痰浊、瘀血、水饮,而致心神不宁。

1.体虚久病

禀赋不足,素体亏虚,或脾胃虚弱,化源不足,或久病失养,劳欲过度,皆可使气血不足,心失所养,发为心悸。气虚及阳或失治误治,心阳受损,失其温煦,可致心悸;阳气虚衰,无力鼓动血行,血脉瘀滞,亦致心悸。若虚及脾肾之阳,水湿不得运化,成痰成饮,上逆于心,亦成心悸。血虚日久,心阴损耗,或年老体弱,调摄不当,肝肾阴亏,均致心失滋养,而成心悸。且肝阴不足,失其条达,易致肝阳上亢,肝火内扰,或肾阴不足,水不济火,心火独亢,火扰心神,皆可扰乱心神而致心悸。此外,肺朝百脉,主治节,若肺气亏虚,不能助心以治节,则心脉运行不畅,心悸不安。

2.饮食劳倦

嗜食膏粱厚味,煎炸炙烤,蕴热化火生痰,痰火扰心,发为心悸。或饮食不节,损伤脾胃,运化失施,水液输布失常,滋生痰浊,痰阻心气,而致心悸,

3.情志所伤

惊则气乱,恐则气下,平素心虚胆怯,暴受惊恐,易使心气不敛,心神动摇,而心慌不能自主,惊悸不已,渐次加剧,直至稍遇惊恐,即作心悸,甚或外无所惊,时发怔忡。思虑过度,劳伤心脾,不仅暗耗阴血,又能影响脾胃功能,致生化之源不足,气血两虚,心失所养,发生心悸。长期抑郁,肝气郁结,气滞血瘀,心脉不畅,心神失养,引发心悸。大怒伤肝,肝火上炎,气血逆乱,且可夹痰,上扰于心,而出现心神不宁,心脉紊乱。

4.感受外邪

心气素虚,风湿热邪,合而为痹,痹证日久,内舍于心,痹阻心脉,心血瘀阻,发为心悸。或风寒湿热之邪,由血脉内侵于心,耗伤心气之阴,亦可引起心悸。温病、疫毒均可灼伤营阴,心失所养,或邪毒内扰心神,如春温、风温、暑湿、白喉、梅毒等病,往往伴见心悸。

5.药物中毒

药物过量或毒性较剧,损及于心,可致心悸,如附子、乌头,或西药锑剂、洋地黄、奎尼丁、肾上腺素、阿托品等用药过量或不当时,均能引发心动悸、脉结代一类证候。

(二)病机

1.发病

心悸的发病,或由惊恐恼怒,动摇心神,致心神不宁而为心悸;或因久病体

虚,劳累过度,耗伤气血,心神失养,若虚极邪盛,无惊自悸,悸动不已,则谓之怔忡。本病起病多为突发突止,或为反复发作,轻者数天或数月一发,可无明显症状或轻度不适,重则一日数发,或持续发作,多伴有气短乏力,胸闷、头昏、汗出,自觉怔忡不已,甚则晕厥昏迷。

2.病位

心悸病位主要在心,或为心神失养,或为心神不宁,引起心神动摇,悸动不安。但本病发病亦与脾、肾、肺、肝四脏功能失调相关。如脾不生血,心血不足,心神失养则动悸。脾失健运,痰湿内生,扰动心神,或肾阴不足,不能上制心火,肾阳亏虚,心阳失于温煦,均可发为心悸。肺气亏虚,不能助心以治节,心脉运行不畅则心悸不安。肝气郁滞,气滞血瘀,或气郁化火,致使心脉不畅,心神受扰,亦可进而引发心悸。

3.病性

心悸的病性主要有虚实两方面。虚者为气血阴阳亏损,心神失养而致。实者多由痰火扰心,水饮凌心及瘀血阻脉,气血运行不畅而引起。临床常表现为虚多实少,虚实夹杂。总之,本病多为本虚标实证,其本为气血不足,阴阳亏损,其标是气滞、血瘀、痰浊、水饮。

4.病势

本病虚多实少,或虚实兼夹。病情的演变多始于心血不足,进而心气亦虚,脏腑亏损。本病常继发于真心痛、痰饮病、外感之后,辨证时要注意病因与宿疾之间的关系。某些心悸重症,进一步可以发展为气虚及阳或阴虚及阳而出现心(肾)阳衰,甚则心阳欲脱。更甚者心阳暴脱而成厥、脱之变。

5.病机转化

心悸的病机转化决定于邪热、痰浊、瘀血等病邪与人体正气相争的消长变化,虚实之间可以互相夹杂或转化。实证日久,正气亏耗,可兼见气、血、阴、阳之亏损,而虚证则又往往兼见实象。如阴虚可致火旺,阳虚易夹水饮、痰湿,气虚亦易伴血瘀,痰火互结易伤阴,瘀血可兼痰浊。

心悸变证早期伴有心痛、胸闷、憋气、头昏欲呕者,要考虑是气滞血瘀、血脉瘀阻或痰湿阻络,痰饮溃心。若症见心悸,喘促水肿,起卧不安,甚者迫坐,脉疾数而微,多为心肾阳虚之危证。若见颜面苍白,大汗淋漓,四肢厥冷,喘促欲脱,甚则遗溺,脉微细欲绝,神志淡漠,此乃心悸加重,转入厥脱之危候,正气虚衰,元气败脱。若兼见脉搏极乱、极疾、极迟,面色苍白,口唇发绀,意识突然丧失,或时清时昧等,或并发抽搐、昏厥等症,属阴阳离决之候。

心悸的病机较为复杂,可因外邪、气滞、痰饮、瘀血、脏器虚衰等致病,在病机转化中又可因宿疾变化使病情加重,故辨清虚实兼夹、所在脏腑,才能做出相应的有效处理。

6.证类病机

(1)心虚胆怯证:心气不足,神浮不敛,心神动摇;胆气怯弱,善惊易恐。心胆俱虚,易为惊恐所伤而发心悸。

(2)心脾两虚证:思虑过度,劳伤心脾,心血暗耗,生化乏源,导致气血两虚,心神失养,而发心悸。

(3)肝肾阴亏证:肾水亏耗,肝阴不足,水不济火,心火偏亢,心神不宁,导致心悸。

(4)心阳不振证:久病体虚,损伤心阳,心失温养,神舍失守,而发心悸。

(5)水饮凌心证:阳虚不能化水,水饮内停,上凌于心,故见心悸。

(6)血瘀气滞证:阳虚鼓动无力,寒邪凝滞经脉,肝郁气滞血瘀,均可引起心血瘀阻,心脉不畅,而见心悸不安。

(7)痰浊阻滞证:痰浊阻滞心气,痰火扰动心神,导致心神不宁,而发心悸。

(8)邪毒犯心证:外感风热邪毒,表证未及发散,邪毒犯心,损伤阴血,耗伤气阴,心神失养,故见心悸。

六、分证论治

(一)辨证思路

1.分清虚实

心悸证候特点多为虚实相兼,故当首辨虚实,虚当审脏腑气、血、阴、阳何者偏虚,实当辨痰、饮、瘀、火何邪为主。其次,当分清虚实之程度,正虚程度与脏腑虚损情况有关,即一脏虚损轻者,多脏虚损重者。在邪实方面,一般来说,单见一种夹杂轻者,多种合并夹杂者重。

2.详辨脉象变化

脉搏的节律异常为本病的特征性征象,故尚需辨脉象,如脉率快速型心悸,可见数脉、疾脉、极脉、脱脉、浮合脉。脉率过缓型心悸,可见缓脉、迟脉、损脉、败脉、夺精脉。脉率不整型心悸,脉象可见促脉、结脉、代脉,或见脉象乍疏乍数、忽强忽弱。临床应结合病史、症状,推断脉症从舍。一般认为,阳盛则促,数为阳热,若脉虽数、促而沉细、微细,伴有面浮肢肿,动则气短,形寒肢冷,舌质淡者,为虚寒之象。阴盛则结,迟而无力为虚寒,脉象迟、结、代者,一般多属虚寒,其中结脉表示气血凝滞,代脉常表示元气虚衰、脏气衰微。凡久病体虚而脉象弦滑搏指者为逆,病情重笃而脉象散乱模糊者为病危之象。

3.结合辨病辨证

对心悸的临床辨证应结合引起心悸原发疾病的诊断,以提高辨证准确性,如功能性心律失常所引起的心悸,常表现为心率快速型心悸,多属心虚胆怯,心神动摇;冠心病心悸,多为气虚血瘀,或由痰瘀交阻而致;病毒性心肌炎引起的心悸,初起多为风温侵犯肺卫,继之热毒逆犯于心,随后呈气阴两虚,瘀阻络脉证;风心病引起的心悸,多由风湿热邪杂至,合而为痹,痹阻心脉所致。病态窦房结综合征多由心阳不振、心搏无力所致。慢性肺源性心脏病所引起的心悸,则虚实兼夹为患,多心肾阳虚为本,痰饮内停为标。

4.辨明惊悸怔忡

大凡惊悸发病,多与情绪因素有关,可由骤遇惊恐,忧思恼怒,悲哀过极或过度紧张而诱发,多为阵发性,实证居多,但也存在内虚因素。病来虽速,病情较轻,可自行缓解,不发时如常人。怔忡多由久病体虚、心脏受损所致,无精神因素亦可发生,常持续心悸,心中惕惕,不能自控,活动后加重。病情较重,每属虚证,或虚中夹实,病来虽渐,不发时亦可见脏腑虚损症状。惊悸日久不愈,亦可形成怔忡。

心悸由脏腑气血阴阳亏虚、心神失养所致,治当补益气血,调理阴阳,以求气血调畅,阴平阳秘,配合应用养心安神之品,促进脏腑功能的恢复。心悸由于痰饮、瘀血等邪实所致者,治当化痰、涤饮、活血化瘀,配合应用重镇安神之品,以求邪去正安,心神得宁。心悸临床上常表现为虚实夹杂,当根据虚实轻重之多少,灵活应用益气养血、滋阴温阳、化痰涤饮、行气化瘀及养心安神、重镇安神之法。

(二)分证论治

1.心虚胆怯

(1)证候表现:心悸不宁,善惊易恐,稍惊即发,劳则加重。胸闷气短,自汗,坐卧不安,恶闻声响,少寐多梦而易惊醒,舌质淡红,苔薄白,脉动数或细弦。

(2)病机分析:心为神舍,心气不足易致神浮不敛,心神动摇,少寐多梦;胆气怯弱则善惊易恐,恶闻声响。心胆俱虚则更为惊恐所伤,稍惊即悸。心位胸中,心气不足,胸中宗气运转无力,故胸闷气短。气虚卫外不固则自汗;劳累耗气,心气益虚,故劳则加重。脉象动数或细弦为气血逆乱之象。

(3)治法:镇惊定志,养心安神。

(4)常用方:安神定志丸(《医学心悟》)加减。龙齿先煎、琥珀先煎、磁石先煎、朱砂冲服、茯神、石菖蒲、远志、人参。

（5）加减：心悸气短，动则益甚，气虚明显时，加黄芪以增强益气之功；气虚自汗加麻黄根、浮小麦、瘪桃干、乌梅；气虚夹瘀者，加丹参、桃仁、红花；气虚夹湿，加泽泻，重用白术、茯苓；兼见心阳不振，加附子、桂枝；兼心血不足，加熟地黄、阿胶；心气不敛，加五味子、酸枣仁、柏子仁，以收敛心气，养心安神；如睡眠易惊醒，可加重镇摄之品，如龙骨（先煎）、牡蛎（先煎）等；若心气郁结，心悸烦闷，精神抑郁，胸胁胀痛，加柴胡、郁金、合欢皮、绿萼梅、佛手。

（6）常用中成药：黄芪注射液，肌内注射，每次 2～4 mL，每天 1～2 次；静脉滴注，每次 10～20 mL，每天 1 次。益气养元，扶正祛邪，养心通脉，用于心气虚损所致的神疲乏力，心悸气短。

（7）针灸：益气安神。

配穴：心俞、巨阙、间使、神门、胆俞。

方义：心俞、巨阙俞募配穴，功在调补心气，定悸安神；胆俞可以壮胆气而定志；间使、神门宁心安神。针用补法。善惊者，加大陵；自汗、气短甚者，加足三里、复溜。

（8）临证参考：心悸心虚胆怯证多见于先天禀赋不足，久病体虚之人，常用镇静定志，养心安神之法。若临床表现心阳不振、心气不足或心气郁结时当随证如上加减。

2.心脾两虚

（1）证候表现：心悸气短，失眠多梦，思虑劳心则甚。神疲乏力，眩晕健忘，面色无华，口唇色淡，纳少腹胀，大便溏薄，舌质淡，苔薄白，脉细弱。

（2）病机分析：心脾两虚主要指心血虚、脾气弱之气血两虚证。思虑劳心，暗耗心血，或脾气不足，生化乏源，皆可致心失血养，心神不宁，而见心悸、失眠多梦。思虑过度可劳伤心脾，故思虑劳心则甚。血虚则不能濡养脑髓，故眩晕健忘；不能上荣肌肤，故面色无华，口唇色淡。纳少腹胀，大便溏薄，神疲乏力，均为脾气虚之表现。气血虚弱，脉道失充，则脉细弱。

（3）治法：补血养心，益气安神。

（4）常用方：归脾汤（《济生方》）加减。当归、龙眼肉、黄芪、人参、白术、茯神、远志、酸枣仁、木香、炙甘草。

（5）加减：气虚甚者重用人参、黄芪、白术、炙甘草，少佐肉桂，取少火生气之意；血虚甚者加熟地黄、白芍、阿胶；阳虚甚而汗出肢冷，脉结或代者，加附片（先煎）、桂枝、煅龙骨（先煎）、煅牡蛎（先煎）；阴虚甚而心烦、口干、舌质红，少苔者，加玉竹、麦冬、生地黄、沙参、石斛;自汗、盗汗者,可选加麻黄根、浮小麦、五味子、山萸肉、煅龙骨(先煎)、煅牡蛎(先煎)、稻根;纳呆腹胀,加陈皮、谷芽、麦芽、神曲、山楂、鸡内金、枳壳;神疲乏力,气短,失眠多梦,加合欢皮、夜交藤、五味子、柏子仁、莲子心等。

(6)常用中成药:归脾丸,浓缩丸,每次 8～10 丸,每天 3 次,口服。益气健脾,养心安神,用于心脾两虚,心悸气短,失眠多梦。

(7)针灸:养血益气,定悸安神。

配穴:心俞、巨阙、膈俞、脾俞、足三里。

方义:心俞、巨阙俞募配穴,功在调补心气,定悸安神;血之会膈俞可补血养心;气血的生成,赖水谷精微所化,故取脾俞、足三里健中焦以助气血化生。针用补法。腹胀、便溏者,加巨虚。

(8)临证参考:本病多由思虑劳倦过度,脾虚气血生化乏源及心血暗耗、心神失养所致,故治疗时应注意起居有节,劳逸适度,调畅情志。此外,热病后期,心阴受灼而心悸者,以加味生脉散。若心悸气短,神疲乏力,心烦失眠,五心烦热,自汗盗汗,胸闷,面色无华,舌质淡红少津,苔少或无,脉细数,为气阴两虚;治以益气养阴,养心安神,用炙甘草汤。

3.肝肾阴亏

(1)证候表现:心悸失眠,眩晕耳鸣。形体消瘦,五心烦热,潮热盗汗,腰膝酸软,视物昏花,两目干涩,咽干口燥,筋脉拘急,肢体麻木,急躁易怒,舌质红,少津,苔少或无,脉象细数。

(2)病机分析:肾水亏虚,水不济火,心火偏亢,心神不宁,故心悸失眠。肾主骨生髓,肾阴不足,骨骼失养,故腰膝酸软;脑海失充,则眩晕耳鸣。肝开窍于目,主筋,肝阴不足,不能濡目,故视物昏花,两目干涩;筋失所养,故筋脉拘急,肢体麻木。阴虚火旺,虚火内蒸,则五心烦热,潮热盗汗;肝火内盛,故急躁易怒。阴液亏虚,不能上润,故咽干口燥。舌质红,脉细数皆为阴虚之证。

(3)治法:滋补肝肾,养心安神。

(4)常用方:一贯煎(《柳州医话》)合酸枣仁汤(《金匮要略》)加减。山萸肉、熟地黄、枸杞子、沙参、麦冬、知母、酸枣仁、茯神、川楝子、甘草。

(5)加减:口渴心烦,重用麦冬、沙参,加石斛、玉竹;阴虚火旺,热象偏重者,加黄连、栀子、淡竹叶等以清心火、宁心神;潮热盗汗,加麻黄根、地骨皮、浮小麦、白薇;便秘,加瓜蒌仁;善惊易恐,可加珍珠母(先煎)、生龙骨(先煎)、生牡蛎(先煎)等以加强重镇安神之功;阴虚夹痰热者,加用黄连温胆汤;阴虚夹瘀热者,加用丹参、牡丹皮、生地黄、赤芍等。

(6)常用中成药天王补心丹：浓缩丸，每次 8 丸，每天 3 次。滋阴养血，补心安神，用于阴血不足，心悸健忘，失眠多梦。

(7)针灸：滋阴降火，养心安神。

配穴：心俞、肾俞、三阴交、太溪、太冲、阴郄、神门。

方义：心俞、肾俞、阴郄、神门可交通心肾，养心安神定悸；三阴交为足三阴经的交会穴，补之可滋阴安神，补太溪以滋肾阴，泻太冲以清虚火。

(8)临证参考：阴虚而火不旺者，亦可用天王补心丹加减；若口苦咽燥，热象较著，而阴虚不甚者，宜用朱砂安神丸养阴清热，镇心安神。

4.心阳不振

(1)证候表现：心悸不安，动则尤甚，形寒肢冷。胸闷气短，面色㿠白，自汗，畏寒喜温，或伴心痛，舌质淡，苔白，脉虚弱或沉细无力。

(2)病机分析：久病体虚，损伤心阳，心失温养，则心悸不安；不能温煦肢体，故面色㿠白，肢冷畏寒。胸中阳气虚衰，宗气运转无力，故胸闷气短。阳气不足，卫外不固，故自汗出。阳虚则寒甚，寒凝心脉，心脉痹阻，故心痛时作。阳气虚衰，无力推动血行，故脉象虚弱无力。

(3)治法：温补心阳。

(4)常用方：桂枝甘草龙骨牡蛎汤(《伤寒论》)加减。桂枝、生龙齿(先煎)、生牡蛎(先煎)、炙甘草。

(5)加减：心阳不足，形寒肢冷者，加黄芪、人参、附子益气温阳；大汗出者，重用人参、黄芪，加煅龙骨(先煎)、煅牡蛎(先煎)，或加山萸肉，或用独参汤煎服；兼见水饮内停者，选加葶苈子、五加皮、大腹皮、车前子、泽泻、猪苓；夹有瘀血者，加丹参、赤芍、桃仁、红花等；兼见阴伤者，加麦冬、玉竹、五味子；

(6)常用中成药：参附注射液，5～20 mL 加入 5%～10%葡萄糖注射液20 mL，静脉推注；20～100 mL 加入 5%～10%葡萄糖注射液或 0.9%氯化钠注射液 250～500 mL，静脉滴注。回阳救逆，益气固脱，用于阳虚或气虚所致惊悸怔忡。

(7)针灸：温补心阳，安神定悸。

配穴：心俞、厥阴俞、内关、神门、关元。

方义：心俞、厥阴俞相配可助心阳、益心气。内关、神门安神定悸。关元针后加灸，以振奋阳气。针用补法，针后加灸。腹胀、便溏者，加公孙、天枢。

(8)临证参考：若心阳不振，心中空虚而悸，心动过缓为著者，可以麻黄附子细辛汤加补骨脂、桂枝、炙甘草。如大汗淋漓,面青唇紫,肢冷脉微,喘憋不能平卧,为亡阳征象,当急予独参汤或参附汤,送服黑锡丹;或参附注射液静推或静点,以回阳救逆。

5.水饮凌心

(1)证候表现:心悸眩晕,肢面浮肿,下肢为甚,甚至咳喘,不能平卧。胸脘痞满,纳呆食少,渴不欲饮,恶心呕吐,形寒肢冷,小便不利,舌质淡胖,苔白滑,脉弦滑或沉细而滑。

(2)病机分析:阳虚不能化水,水饮内停,上凌于心,故见心悸。饮溢肢体,故见浮肿。饮阻于中,清阳不升,则见眩晕;阻碍中焦,胃失和降,则脘痞,纳呆食少,恶心呕吐。阳气虚衰,不能温化水湿,膀胱气化失司,故小便不利。舌质淡胖,苔白滑,脉弦滑或沉细而滑,皆为水饮内停之象。

(3)治法:振奋心阳,化气利水。

(4)常用方:苓桂术甘汤(《金匮要略》)加减。桂枝、茯苓、白术、炙甘草。

(5)加减:兼见纳呆食少,加谷芽、麦芽、神曲、山楂、鸡内金;恶心呕吐,加半夏、陈皮、生姜;尿少肢肿,加泽泻、猪苓、茯苓、防己、葶苈子、大腹皮、车前子;兼见瘀血者,加当归、川芎、刘寄奴、泽兰叶、益母草。

(6)常用中成药:五苓散片,每次 4～5 片,每天 3 次。温阳化气,利湿行水。用于膀胱气化不利,水湿内聚引起小便不利等。

(7)针灸:振奋阳气,化气行水。

配穴:关元、肾俞、内关、神门、阴陵泉。

方义:关元、肾俞壮肾阳以行水气。内关、神门宁心定悸。阴陵泉健脾以化水饮。针用平补平泻法。伴胸闷气喘甚而不能平卧者,加刺膻中。

(8)临证参考:心悸水饮凌心证临床多见于心功能不全,若兼见水饮射肺,肺气不宣者,表现胸闷、咳喘,夜间阵发性短促呼吸或夜间阵发性咳嗽,可加杏仁、前胡、桔梗以宣肺,加葶苈子、五加皮、防己以泻肺利水。若肾阳虚衰,不能制水,水气凌心,症见心悸,咳喘,不能平卧,尿少浮肿,可用真武汤。

6.血瘀气滞

(1)证候表现:心悸,心胸憋闷,心痛时作。两胁胀痛,善太息,面唇紫暗,爪甲青紫,舌质紫暗,或有瘀点、瘀斑,脉涩或结或代。

(2)病机分析:阳气不足,无力鼓动血行,或寒凝经脉,或情志抑郁,气机郁滞等,皆可致心血瘀阻,心脉不畅,而心悸不安。气机阻滞,不痛则痛,故心痛时作。血瘀气滞,心阳被抑,故心胸憋闷。脉络瘀阻,故面唇爪甲青紫,舌质紫暗,有瘀点、瘀斑,脉涩、结、代。两胁胀痛、善太息为气郁不舒之证。

(3)治法:活血化瘀,理气通络。

(4)常用方:桃仁红花煎(《素庵医案》)加减。桃仁、红花、丹参、赤芍、川芎、延胡索、香附、青皮、生地黄、当归。

(5)加减:气滞血瘀者,加柴胡、枳壳、木香;因虚致瘀者,去理气之品,气虚加黄芪、党参、白术、山药;血虚加何首乌、熟地黄、阿胶;阴虚加麦冬、玉竹、枸杞子、女贞子;阳虚寒凝加附子、肉桂、淫羊藿;络脉痹阻,胸部窒闷,去生地黄,加沉香、檀香、降香;夹有痰浊,胸满闷痛,苔浊腻,加瓜蒌、薤白、半夏;胸痛甚,加人工麝香(冲服)、乳香、没药、五灵脂、蒲黄、三七粉等。

(6)针灸:活血化瘀,理气通络。

配穴:内关、膻中、心俞、气海、膈俞、血海。

方义:内关、膻中、心俞可强心定悸止痛。灸气海助阳益气,气推血行。膈俞、血海活血化瘀。针用平补平泻法,气海加灸。失眠健忘者,加神门。气短自汗者,加复溜。

(7)临证参考:心悸由血瘀气滞所致者,轻症可选用丹参饮,重症也可选用血府逐瘀汤。

7.痰浊阻滞

(1)证候表现:心悸气短,胸闷胀满。食少腹胀,恶心呕吐,或伴烦躁失眠,口苦口干,纳呆,小便黄赤,大便秘结,舌苔白腻或黄腻,脉弦滑。

(2)病机分析:痰浊阻滞心气,故心悸气短。气机不畅,故见胸闷胀满。痰阻气滞,胃失和降,故食少腹胀,恶心呕吐。痰郁化火,则见口苦口干,小便黄赤,大便秘结,苔黄腻等热象;痰火上扰,心神不宁,故烦躁失眠。痰多、苔腻、脉弦滑为内有痰浊之象。

(3)治法:理气化痰,宁心安神。

(4)常用方:导痰汤(《校注妇人良方》)加减。半夏、陈皮、制南星、枳实、茯苓、安神、远志、酸枣仁。

(5)加减:纳呆腹胀,兼脾虚者,加党参、白术、谷芽、麦芽、鸡内金;痰火伤津,大便秘结,加大黄、瓜蒌;痰火伤阴,口干盗汗,舌质红,少津,加麦冬、天冬、沙参、玉竹、石斛;烦躁不安,惊悸不宁,加生龙骨(先煎)、生牡蛎(先煎)、珍珠母(先煎)、石决明(先煎),以重镇安神。

(6)针灸:行气化痰,宁心安神。

配穴:丰隆、膻中、巨阙、心俞、神门。

方义:脾胃为生痰之源,痰浊壅遏,气机失宣,丰隆为足阳明经别络,属足阳明而络脾经。膻中为气会,可行气化痰。以上两穴针用泻法可宣通气机,蠲化痰浊。心俞、巨阙俞募配穴,配以神门,针用补法,功在调益心气,宁心定悸安神。

(7)临证参考:心悸属痰火内扰,心神不宁者,伴有烦躁口苦,苔黄,脉滑数,可用黄连温胆汤加茵陈、苦参。属于气虚夹痰者,治以益气豁痰,养心安神,可用定志丸。

8.邪毒犯心

(1)证候表现:心悸,胸闷,气短,左胸隐痛。发热,恶寒,咳嗽,神疲乏力,口干渴,舌质红,少津,苔薄黄,脉细数或结代。

(2)病机分析:外感风热,侵犯肺卫,故咳嗽,发热恶寒。表证未及发散,邪毒犯心,损及阴血,耗伤气阴,心神失养,故见心悸,胸闷痛;阴液耗损,口舌失润,故口干渴,舌少津;气短,神疲乏力乃气虚表现。舌质红,苔薄黄为感受风热之象,脉细数或结代为气阴受损之证。

(3)治法:清热解毒,益气养阴。

(4)常用方:银翘散(《温病条辨》)合生脉散(《备急千金要方》)加减。金银花、连翘、薄荷(后下)、牛蒡子、芦根、淡竹叶、桔梗、人参、麦冬、五味子。

(5)加减:热毒甚者,加大青叶、板蓝根;若夹血瘀,症见胸痛不移,舌质紫暗有瘀点、瘀斑者,加牡丹皮、丹参、益母草、赤芍、红花;若夹湿热,症见纳呆,苔黄腻者,加茵陈、苦参、藿香、佩兰;若兼气滞,症见胸闷、喜叹息者,可酌加绿萼梅、佛手、香橼等理气而不伤阴之品;口干渴,加生地黄、玄参。

(6)常用中成药:银翘解毒胶囊:每次4粒,每天2~3次。疏风解表,清热解毒。用于风热感冒,发热头痛,口干等。

生脉注射液:益气养阴,复脉固脱,用于气阴两虚所致脱证、心悸胸痹。20~60 mL加入5%~10%葡萄糖注射液250~500 mL,静脉滴注。

参麦注射液:益气固脱,养阴生津,生脉,用于病毒性心肌炎表现为气阴两虚者。10~60 mL加入5%~10%葡萄糖注射液250~500 mL,静脉滴注。

(7)针灸:泻热解毒,益气养阴。

配穴:曲池、大椎、外关、合谷、足三里、三阴交、心俞、厥阴俞。

方义:曲池、大椎、外关、合谷可清热泻火解毒,以针泻之可泻热解毒。足三里健脾益气,三阴交滋阴安神,心俞、厥阴俞益心气,宁心神,针用补法可起益气养阴之效。

(8)临证参考:该证常见于病毒性心肌炎。若热毒炽盛,而正虚不著者,可以银翘散加味;如邪毒已去,气阴两虚为主者,用生脉散加味。

七、变证治疗

心悸病常见的变证:厥脱,心阳虚衰,昏迷、抽搐等。

(一)厥脱

心悸若因某种诱因,阳气暴脱,见颜面苍白,大汗淋漓,四肢厥冷,喘气欲脱,甚或遗溺,脉微细欲绝,神志淡漠;或气阴耗竭见神恍惊悸,面色潮红,汗出如油,口渴欲饮,身热心烦,四肢温暖,舌光、干枯无苔,脉虚数或结代,此乃心悸加重,转入厥脱之危候。

厥脱西医属心源性休克范畴。应在常规抗休克治疗的基础上根据病情酌选参麦注射液、参附注射液等以回阳救逆、固脱生津,用法同前。

(二)心阳虚衰

在心悸伴有心痛、胸闷、气短,头昏欲呕者,为变证的早期表现,应特别警惕进一步发展。若见喘息水肿,起卧不安,甚者迫坐,脉疾数而微,多为心肾阳虚之危证。

心阳虚衰症状多见于严重的心律失常导致的急性心功能不全或早期左心衰。具体急救治疗措施如下。

(1)使患者取坐位或半卧位,两腿下垂,使下肢静脉回流减少。

(2)给氧。

(3)镇静:静脉注射 3～5 mg 吗啡。

(4)舌下或静脉滴注硝酸甘油,但有引起低血压可能。确定收缩压在 13 kPa(100 mmHg)或以上后,舌下首剂 0.3 mg,5 分钟后复查血压,再给 0.3～0.6 mg,5 分钟后再次测血压。如收缩压降低至12 kPa(90 mmHg)或以下,应停止给药。静脉滴注硝酸甘油的起始剂量为 10 μg/min,在血压测定监测下,每5 分钟增加 5～10 μg/min,直至症状缓解或收缩压下降至 12 kPa(90 mmHg)或以下。继续以有效剂量维持静脉滴注,病情稳定后逐步减量至停用,突然中止静脉滴注可能引起症状反跳。

(5)静脉注射呋塞米 40 mg 或依他尼酸钠 50 mg(以 50%葡萄糖液稀释),对血压偏低的患者应慎用,以免引起低血压或休克。

(三)昏厥、抽搐

此类并发症常继发于心肌梗死,严重的心动悸,心失所养,脏腑衰竭所致。

若见脉搏散乱无根,游移不定,唇绀、意识突然丧失,或时清时昧等,常易并发昏厥、抽搐。

严重心悸导致的短暂意识丧失,西医称为心源性昏厥。昏厥发作持续数秒钟时可有四肢抽搐、呼吸暂停、发绀等表现,称为阿-斯综合征。心源性昏厥、抽搐大多数较短暂,但有反复发作可能,治疗重在迅速控制心律失常,预防发作。

中医常用急救措施:参麦注射液或参附注射液大剂量静脉推注,后改为静脉滴注维持治疗,疗效较好。若为痰湿阻窍的昏迷,清开灵注射液 10 mL 加入 50％葡萄糖注射液 20～40 mL 中,静脉滴注,连续1～2次。若为痰火扰心,醒脑静注射液 10 mL 加入 50％葡萄糖注射液 40 mL 中,静脉滴注,连续2～3次。

第二节　胸痹心痛

胸痹心痛是由邪痹心络、气血不畅而致胸闷疼痛,短气不得卧等为主证的心脉疾病。轻者胸闷或胸部隐痛,发作短暂;重者心痛彻背,背痛彻心,喘息不得卧,痛引左肩或左臂内侧。常伴有心悸气短,呼吸不畅,甚则喘促,面色苍白,冷汗淋漓等。其病位在心,但与肝、脾、肾三脏功能的失调有密切的关系。其病性有虚实两方面,常常为本虚标实,虚实夹杂,虚者多见气虚、血虚、阴虚、阳虚,尤以气虚、阳虚多见;实者多见气滞、寒凝、痰浊、血瘀,并可交互为患,其中又以血瘀、痰浊多见。但虚实两方面均以心脉痹阻不畅,不通则痛为病机关键。

发作期以标实为主,缓解期以本虚为主,其治疗应遵循《黄帝内经》"热者寒之,寒者热之,虚者补之,实者泻之"的法则。本虚宜补,权衡心气血阴阳之不足,有无兼见他脏之亏虚,调阴阳补气血,平衡脏腑阴阳,尤应重视补心气、温心阳;标实当泻,针对气滞、痰浊、血瘀、寒凝而理气、祛痰、活血、温通,尤重理气祛痰、活血通络。补虚与祛邪的目的都在于使心脉气血流通,通则不痛,故补气活血通络法在不同的证类中随证配合。

胸痹心痛为中医内科临床常见的一种疾病,其临床表现与西医的冠状动脉粥样硬化性心脏病、心绞痛相似。西医认为本病是冠状动脉供血不足,心肌急剧的、暂时的缺血与缺氧所引起的临床综合征。常在体力劳累、情绪激动(发怒、焦急、过度兴奋)、受寒、饱食、吸烟、贫血、心动过速或休克时诱发。其特点为阵发性的前胸压榨性疼痛,可伴有其他症状,疼痛主要位于胸骨后部,可放射至心前区与左上肢,持续数分钟,休息或用硝酸酯制剂后减轻或消失。

一、中医诊断标准

(1)膻中或心前区憋闷疼痛,甚则痛彻左肩背、咽喉、左上臂内侧等部位,呈发作性或持续不解。常伴有心悸气短,自汗,甚则喘息不得卧。

(2)胸闷、胸痛一般持续几秒到几十分钟而后缓解。严重者可疼痛剧烈,持续不解,汗出肢冷,面色苍白,唇甲青紫,心跳加快,或心律失常等危象。可发生猝死。

(3)多见于中年以上,常因操劳过度,抑郁恼怒或多饮暴食,感受寒冷而诱发。

(4)查心电图、动态心电图、运动试验等以明确诊断。必要时行心肌酶谱测定,心电动态观察。

二、鉴别诊断

(一)悬饮

悬饮、胸痹心痛均有胸痛症状,但胸痹心痛之痛,痛在胸前,可向左肩或左臂内侧放射,多因受寒、饱餐、情绪激动、劳累而突然发作,经用药、休息后症状可缓解;而悬饮之痛,痛在胸胁,疼痛持续,多因呼吸、咳嗽、体位改变疼痛加剧,可伴有咳嗽等肺系症状,胸片、心电图等检查有助于鉴别。

(二)胃脘痛

胃脘位居心下,二者部位相近,极易混淆。但胸痹心痛之痛,发作持续时间短暂,常伴心悸、气短,服药、休息后多缓解;胃脘痛的发作与饮食关系密切,多发于食后或饥饿之时,常伴有反酸、嘈杂、嗳气等症状。心电图检查有助于两者的鉴别。

(三)胸痹心厥

多由胸痹心痛反复发作发展而致。其发作时疼痛剧烈,持续不能缓解,常伴面色苍白、冷汗淋漓、四肢厥冷、脉微欲绝等症,而胸痹心痛之疼痛多短暂且易缓解,预后亦较胸痹心厥为佳。心电图、心肌酶学检查有助于两者鉴别。

三、证候诊断

(一)心气亏虚证

1.主症

隐痛阵作,气短乏力,神疲自汗。

2.次症

面色少华,纳差脘胀。舌、脉象:舌质淡苔薄白,脉沉细或代促。

(二)心阴不足证

1.主症

忧思隐痛,五心烦热,口干多梦。

2.次症

眩晕耳鸣,惊惕潮热。舌、脉象:舌质红少苔或苔薄黄,脉细数或代促。

(三)心阳不振证

1.主症

闷痛时作,形寒心悸,面白肢冷。

2.次症

精神倦怠,自汗肿胀。舌、脉象:舌质淡胖,苔薄白,脉沉细或沉迟或结代,甚则脉微欲绝。

(四)痰浊闭塞证

1.主症

闷痛痞满,口黏乏味,纳呆脘胀。

2.次症

头重身困,恶心呕吐,痰多体胖。舌、脉象:苔腻或白滑或黄,脉滑或数。

(五)心血瘀阻证

1.主症

定处刺痛,面晦唇青,怔忡不宁。

2.次症

爪甲发青,发枯肤燥。舌、脉象:舌质紫暗或见瘀斑,或舌下脉络紫胀,脉涩或结代。

(六)寒凝气滞证

1.主症

遇寒则痛,彻背掣肩,手足欠温。

2.次症

畏寒口淡,胁胀急躁。舌、脉象:舌质淡苔白,脉沉迟或弦紧或代。

四、病因、病机

(一)病因

1.原发病因

中医认为心、肝、脾(胃)、肾等诸脏亏虚、功能失调是胸痹心痛发生的根本原因。心为五脏六腑之主,主血脉,推动血液的运行。若心气、心阳亏虚,无力鼓动血液运行,则血脉失于温煦,发为心痛;若心血、心阴亏虚,则心脉失于濡养,亦可发生心痛。脾胃同属中焦,主运化、受纳,为后天之本,气血生化之源,若脾胃功能失调,一则气血生化乏源,致心之气血亏虚;二则可致运化失司,水湿聚而成痰,痰浊闭阻心脉,均可致心痛。肝藏血,主疏泄条达,若肝失条达,肝气郁结,致气滞血瘀,心血运行不畅,亦可发为心痛;肾为先天之本,内寄真阴真阳,为五脏阴阳之根本,若肾阳亏虚,不能温煦心阳,致心阳不足,血脉失于温运,痹阻不畅皆可致胸痹心痛;肾阴不足,不能上济于心,致心火旺盛,而阴血暗耗,心脉失于濡养而发心痛。

机体脏腑功能失调,无论是脾气本虚、运化无力,或是肝旺克脾、影响脾之运化功能,或是肾阳不足、蒸化无力等,均可影响津液的正常敷布与排泄,致水液停聚而为痰浊,痰浊随气机的升降无处不到,若停滞于心脉,可影响心脉之运行,日久致心脉不通而发胸痹心痛。

瘀血主要是因于气虚、气滞、血寒等因,使血行不畅而凝滞。"气为血之帅",气行则血行,气滞则血瘀,若心之阳气虚损,鼓动无力,或肝气郁结,或寒入于经,均可致瘀血形成,瘀血阻于心脉,则致胸痹心痛。

2.诱发因素

感受寒邪、七情内伤、劳逸失度、饮食失调等因素常可诱发胸痹心痛发病,或加重病情。若外感寒邪,损伤心阳,可致心脉凝涩,气血闭塞不通而发心痛。若内伤七情可使心肝之气郁结,气滞血瘀,心脉运行不畅而发心痛。过度的体力劳动或脑力劳动皆可耗伤元气,致心气亏虚,运血无力,心脉失养而发心痛。饮食失常,饥饱失度或过嗜肥甘、偏嗜咸食,嗜好烟酒,皆可损及脾胃,致运化失常,痰浊内生,闭阻心脉而发心痛。

(二)病机

1.发病

胸痹心痛多猝然发生,可反复发作,时作时止,经久不愈。部分患者可伴有心悸、汗出等症状。

2.病位

胸痹心痛的病位在心,但与脾、胃、肝、肾等脏腑密切相关。

3.病性

胸痹心痛的性质属本虚标实。本虚指心、肝、脾、胃、肾等脏腑亏虚,功能失调;标实指因感受寒邪、内伤七情、劳逸过度、饮食失节等因素导致的寒凝、气滞、瘀血、痰浊等。

4.病势

胸痹心痛的病势轻重不一,其主要取决于邪正双方力量的对比、心痛的发作次数、持续时间、部位固定与否、能否缓解等方面辨别病势的轻重。若正衰邪盛,疼痛部位固定不移,发作次数频繁,持续时间长,服药或休息后不缓解者重;若正盛邪衰,疼痛部位游走不定,发作次数少,瞬间即逝,服药或休息后能缓解者轻。此外,胸痹之轻重还应结合全身状况综合分析,方能正确判断其病势的轻重。若病程日久,正虚邪恋,则病势多恶化,可转为真心痛,或并发心悸、心衰,严重者可导致死亡。

5.病机转化

胸痹心痛的病机转化主要表现在正邪转化、虚实转化、阴阳转化、脏腑转化、循经传或逆经传等几个方面。一般情况下,病程短者,多以邪实为主,其病机主要是寒凝、气滞、痰浊、瘀血等病邪痹阻心脉。病程长者,或因寒邪伤阳,或因痰热伤阴,或因正气损伤,邪气留恋,其病机重点每多由实转虚或虚实夹杂。若病变进一步发展,阴阳之间、脏腑之间亦可相互转化,如阴损及阳、阳损及阴、心病及肾,从而形成阴阳俱衰,心肾同病。胸痹心痛发病时间多在夜半或凌晨。表现为明显的时间节律性,与中医学"心病者,日中慧,夜半甚,平旦静"(《素问·脏气法时论》)的认识相吻合。子时一阳生,夜半子时为阴寒盛极,阳气萌生,阴阳交更之际。天人相应,此时正处于阳气虚弱之时,故心之阳气不足者,此时易致血脉不畅,心脉痹阻,故心痛固定于夜半子时而作。按《素问·金匮真言论》:"鸡鸣至平旦,天之阴,阴中之阳也。"黎明前后正值阳气来复,阴气渐退之际。患者年逾六旬,心肾阳衰,值黎明之际,阳气当至不至,阴寒痰浊反乘势格拒之,使心脉痹阻,故心痛每于黎明而作。早晨 6、7 点当属卯时,为足厥阴肝经所主,此时肝木正旺,肝气升发。足厥阴肝经上行胸中,与手少阴心经、手厥阴心包经相交。若肝气郁结,足厥阴经气疏泄不畅,气滞血瘀,心脉痹阻,心痛恒发于卯时。为逆经传。

五、辨证论治

(一)辨证思路

1.抓住主诉

胸闷、膺背肩胛间痛,短气;甚则心痛彻背,喘不得卧。

2.分析病位

病位在心,涉及脾、胃、肝、肾三脏。胸闷、膺背肩胛间痛,短气者,病在心、血脉;病因暴怒情志不舒而起者,除胸闷膺痛,多伴胁下痛或两胁胀满,此病位在心、肝,以心为主;病因饮食失调而起者,除胸闷心痛外,尚有体胖、纳呆、脘闷、脉滑、苔腻等症,此病位在心、脾;病甚者,心痛彻背,喘不得卧,此心病及肾,病位在心、肾;病情危急,汗出肢冷,脉微欲绝,此心肾元阳暴脱,病位在心、肾。

3.确定病性

年壮初痛者多实证。其中,胸闷心痛,脘闷纳呆,形体丰腴,属痰瘀互结;心痛遇寒而发、唇青面白、脉弦紧者,属阴寒;痛如针刺,入夜尤甚,舌质紫,瘀斑,脉涩者,属瘀血。久病年老者多虚证。其中,胸闷心痛,气短自汗,脉濡弱或结代者,属气虚;胸闷心痛,虚烦不寐,口干便燥,舌红少苔,脉细数,属阴虚;胸痛彻背,形寒肢冷,舌淡胖,苔白滑,脉沉细,属阳虚。

胸痹心痛多发于中老年人,临床虽有不同表现,但多以胸闷、胸痛为主症,临证可结合心电图或动态心电图等辅助检查明确病名诊断。因中医认为痛症多缘于不通则痛、通则不痛,故诸多医者将胸痹心痛片面地定性为血瘀,治疗也一味地活血化瘀,使其临证思路及疗效受到局限。近年来由于生活水平的提高,人们饮食结构发生了变化,过食肥甘损伤脾胃运化功能,造成痰浊为患、痰瘀互结为患的胸痹心痛日益增多。此类患者临床多表现为胸闷胸痛,体胖,肢困神疲,多痰涎,舌暗苔腻,脉濡滑或弦滑。临证须详辨其症,方可准确定性,切不可拘泥于一证。

(二)分证论治

1.心气亏虚

(1)证候表现:心痛隐隐,时作时止,动则气短,自汗心悸,面色㿠白,声息低微,舌有齿痕,苔白,脉细弱。

(2)病机分析:本证以心痛隐作、气短为主要表现,常因劳累、活动量增加而诱发。劳心过度,损伤心气。盖气为血帅,心气不足,则运血无力,血滞心脉,故发心痛隐作;动则耗气故见气短、声低。汗为心之液,气虚不摄故易自汗心悸;苔白,脉细弱为气虚之象。本证以心痛隐作、气短为主要表现,常因劳累、活动量增加而诱发。多见于胸痹心痛病程迁延日久者,常同时兼有气滞、血瘀、痰浊闭阻之表现。本证治疗得当,可使病情控制;若失于调治,可累及人体元阳,致心肾阳虚,病情加重。

(3)治法:补益心气,和络止痛。

(4)常用方:归脾汤(《正体类要》)加减。人参、黄芪、茯苓、陈皮、当归、炒白术、木香、远志、炒酸枣仁。

(5)加减:兼见气滞血瘀之象者可加用红花、泽兰、赤芍以行气活血。兼见痰浊之象者可蔻仁、薏苡仁合用以健脾祛痰。

(6)常用中成药:补心气口服液,每次 10 mL,每天 3 次。补益心气、理气止痛。用于气短、心悸、乏力、头晕等心气虚损的胸痹心痛。

(7)针灸:主穴取神门、通里、内关、膻中、心俞。

配穴:厥阴俞、足三里。

手法:施以补法,留针 30 分钟,其间行针 1~2 次。每天 1 次,10 次为 1 个疗程。

(8)临证参考:心悸、气短、脉细或结代,舌质红少苔等,均属气阴不足,心脉失养。益气可促使血流运行,养阴可以扶正生津,津液得复,心阴旺盛,心脉失养得到改善,心肌缺血得到改善补偿。如气虚显著可少佐肉桂,补少火而生气。

2.心阴不足

(1)证候表现:心痛憋闷,心悸且烦,失眠多梦,腰酸耳鸣,口干便秘,舌红少苔或花剥,脉象细数。

(2)病机分析:本证以心痛、心烦失眠为主要表现。心痛日久,耗气伤津,思虑过度耗伤阴液而诱发本证。素体阴虚或思虑劳心过度,耗伤营阴致心阴亏虚,心脉不畅,心失所养,而发心痛、心悸;心阴亏虚下汲于肾,致肾阴不足,不能上济于心,致虚火上炎而见腰酸耳鸣,失眠心烦;舌红少苔,脉象细数均为阴虚火旺之象。临床辨治得当可使其心神安泰,心痛自缓;若失于调治,日久则阴损及阳,形成阴阳两虚证。

(3)治法:滋养心阴,活络止痛。

(4)常用方：天王补心丹(《校注妇人良方》)加减。生地黄、麦冬、阿胶、西洋参、当归、北沙参、赤白芍、黄精、三七粉。

(5)加减：若心悸失眠甚者可加炒酸枣仁、柏子仁、黄连、肉桂、夜交藤。若阴虚阳亢，风阳上扰，加珍珠母、磁石、石决明等重镇潜阳之品，或用羚角钩藤汤加减。如心肾真阴欲竭，当用大剂西洋参、石斛、鲜生地黄、山萸肉等急救真阴，并佐用生牡蛎、五味子、甘草、乌梅肉等酸甘化阴且敛其阴。

(6)针灸：主穴取心俞、肾俞、神门、三阴交。

配穴：膻中、阴郄。

手法：施以平补平泻，留针 30 分钟，其间行针 1～2 次。亦可给予电针治疗，每天 1 次，10 次为 1 个疗程。

(7)临证参考：津血同源，补血之药可以增加补阴之力，滋腻之品易碍胃口，故此证应加入砂仁、木香醒脾开胃；阴虚火旺，故可加入少量温阳药，引火归元。

3.心阳不振

(1)证候表现：心痛且闷，气短自汗，甚则喘不得卧，形寒肢冷，面色㿠白，舌淡齿痕，苔白滑，脉象沉细或微细欲绝。

(2)病机分析：本证以心痛胸闷，形寒肢冷，甚则喘不得卧为主要临床表现，多见于胸痹心痛的后期。素体阳气不足或心气不足发展而为阳气虚衰，或寒邪损伤心阳均可导致本证。阳虚则生内寒，寒凝心脉，不通则痛，故见心痛胸闷；阳气难达四肢，不充于肌表，故形寒肢冷、面色㿠白；若心阳亏虚日久及肾致心肾阳虚，命门火衰，阳不化阴，阴寒弥散，饮邪上泛可见喘不得卧；舌淡有齿痕，苔白滑，脉沉细或微细欲绝，均为阳虚之象。若调治得当，患者尚可带病延年；若失于调治可致元阳暴脱，厥脱并见，危及生命，预后不佳。

(3)治法：温阳宣痹，通络止痛。

(4)常用方：炙甘草汤(《伤寒论》)合瓜蒌薤白白酒汤(《金匮要略》)加减。人参、桂枝、炙甘草、鹿角霜、全瓜蒌、薤白、阿胶、延胡索。

(5)加减：心肾阳虚兼见水饮凌心射肺，而出现水肿、喘促、心悸，用真武汤温阳化气行水。若属元阳暴脱，症见胸闷心痛伴喘不得卧，大汗淋漓，四肢厥冷，脉微欲绝者，亟当回阳固脱，以回阳救急汤加减：人参、麦冬、五味子、制附片、肉桂、干姜、炙甘草。

(6)针灸：主穴取肾俞、命门、关元、气海、内关。

配穴：太溪、膻中、厥阴俞。

手法：施以补法，留针 30 分钟，其间行针 1～2 次。每天 1 次，10 次为 1 个疗程。

(7)临证参考:治疗重在调补肾之阴阳,关键在于温通开痹。张景岳曰:"善补阴者,必于阳中求阴;善补阳者,必于阴中求阳。"注意通补兼施,以补为主,补中寓通,补不壅滞,通不损正,还要重视体质辨证,注意整体功能。

4.痰浊闭塞

(1)证候表现:心痛胸闷,气短乏力,肢体沉重,形体肥胖,痰多纳呆,舌体胖大有齿痕,苔腻,脉滑。

(2)病机分析:本证一般以心前区或胸部闷痛为主,可反复发作,尤以夏暑之季,气候潮湿或过食肥甘之品而诱发,痰为阴邪,其性黏滞,停于心胸,则窒塞阳气,阻滞脉络,酿成心痛。"脾为生痰之源",脾虚运化无权,水液运行不畅,凝聚为痰,故痰浊闭阻之证多兼见脾气虚弱表现,临床可见肢体沉重、乏力气短、纳呆等症状;苔腻,脉滑为痰浊之象。若辨证正确调治得当,病情可很快得以控制,症状好转。若失于调治,痰浊蕴久,一则可生热,致痰热壅阻,临床则见胸痛胸闷、痰稠、便秘、舌苔黄腻、脉滑数等症状;二则可影响血液运行,致痰瘀互结,临床则表现为心痛甚,舌质紫暗或有瘀斑、苔腻等症状。

(3)治法:祛痰开窍,通络止痛。

(4)常用方:黄连温胆汤(《六因条辨》)加减。黄连、瓜蒌、枳壳、竹茹、茯苓、石菖蒲、郁金。

(5)加减:痰瘀互结者,选用二陈汤(《太平惠民和剂局方》)合丹参饮(《时方歌括》)加减。若本证急性发作,猝然心痛时,可予中成药冠心苏合丸口服速效止痛。若本证发作时伴心中悸动不安者可加生龙骨、琥珀粉等镇惊安神之品。

(6)针灸:主穴取巨阙、膻中、郄门、太渊、丰隆。

配穴:背痛时加肺俞、心俞;短气可灸气海俞、肾俞。

手法:施以泻法,留针30分钟,其间行针1～2次。每天1次,10次为1个疗程。

(7)临证参考:胸闷苔腻者系痰浊闭阻之证,退苔腻为取效之本,治疗时,祛痰为主,兼以化瘀,痰瘀同治。由于脾为生痰之源,临床应适当配合健脾化湿之品。

5.心血瘀阻

(1)证候表现:心痛如刺,固定不移,入夜尤甚,口唇青紫,舌有瘀斑,脉象细涩。

(2)病机分析:寒凝、痰阻、气滞、气虚等因素,皆可致血行郁滞而为瘀血。瘀血阻滞心脉,不通则痛,故心痛如刺,固定不移;因病在血分属阴,故疼痛入夜尤甚,口唇青紫;舌有瘀斑、脉象细涩均为瘀血之象。本证常见于胸痹心痛的中、后期病程日久者。若调治得当尚可控制病情进展,缓解心痛发作;若失于调治,心痛可反复发作,症状逐渐加重,易演变为真心痛,预后不佳。

(3)治法:活血化瘀,通络止痛。

(4)常用方:通窍活血汤(《医林改错》)合失笑散(《太平惠民和剂局方》)加减。当归、赤芍、川芎、桃仁、红花、蒲黄、川楝子、延胡索、三七粉、水蛭粉。

(5)加减:心前区闷痛,加香附;心绞痛甚,加降香、檀香。

(6)针灸:主穴取膻中、巨阙、膈俞、阴郄、心俞。

配穴:唇舌发绀可取少商、少冲、中冲点刺放血。

手法:施以泻法,留针30分钟,其间行针1~2次。每天1次,10次为1个疗程。

(7)临证参考:活血化瘀药物必须在辨证的基础上配伍使用,才能获得良效。另外,使用活血化瘀法时要注意种类、剂量,并注意有无出血倾向或征象,一旦发现,立即停用,并予相应处理。若心痛剧烈者,可合用三棱、莪术以增活血止痛之功用。因胸痹心痛多发于中老年人,而本证又常见于心痛迁延日久的患者,既有瘀血闭阻标实,又常兼有本虚,故治疗时慎用破血逐瘀之品,以免耗伤正气,适当加入补气之药。

6.寒凝气滞

(1)证候表现:心痛彻背,遇寒加剧,得温痛减,四肢不温,面色苍白,舌淡苔白,脉象弦紧。

(2)病机分析:诸阳受气于胸中,心阳不振,复受寒邪,致阴寒盛于心胸,胸阳失展,寒凝心脉,血液运行不畅,发为本证。心脉不通故心痛彻背;寒为阴邪,遇寒则阴寒更盛,故易发心痛;阳气失展,营血运行不畅,气机阻滞,故见四肢不温,面色苍白;舌淡苔白、脉弦紧均为阴寒之象。本证失治误治,迁延日久,可损人体阳气,形成阳虚寒凝的虚实夹杂之证。

(3)治法:散寒理气,温络止痛。

(4)常用方:枳实薤白桂枝汤(《金匮要略》)合乌头赤石脂丸(《金匮要略》)加减。枳实、薤白、桂枝、制附片、细辛、干姜、川芎、赤芍。

(5)加减:酌情选加巴戟天、肉苁蓉、淫羊藿、桑寄生、怀牛膝之类;气滞甚者加川楝子、延胡索、柴胡。

(6)针灸:主穴取心俞、厥阴俞、内关、通里。

配穴:寒重时加灸肺俞、风门;肢冷重时加灸气海或关元;气滞甚者加太冲、膻中。

(7)临证参考:阳虚之人,虚寒内生,易感寒邪,而寒邪又可进一步伤阳气,故寒凝心脉时常伴阳虚之象,宜配合温补阳气之剂,以温阳散寒,不可一味用辛散寒邪之法,以免耗伤阳气。阴寒凝滞之象,非大热大补之品不能解除,但时间过长则易耗伤阴液,故中病即止,改用调补心肾阴阳之药,随症加减。

六、其他中医疗法

(一)穴位注射

(1)主穴:心俞、厥阴俞。

(2)配穴:内关、间使。

每天交替取两穴。每穴注射复方活血注射液(鸡血藤、白果、当归、阿胶、川芎、盐酸普鲁卡因,水煎,过滤去蛋白,高压无菌消毒后用)或复方鸡血藤注射液(鸡血藤、当归、阿胶、盐酸普鲁卡因,制法同上)0.5 mL,15~20次为1个疗程。

(二)耳针

取小肠、皮质下、交感为主,辅以脑点、肺、肝、胸、降压沟、兴奋点等,每次选3~5穴。隔天1次,12次为1个疗程。

(三)拔罐疗法

(1)取穴:在双侧厥阴俞及其附近寻找压痛敏感点,至阳,天池(左),灵墟(左),膻中穴。

(2)治法:采用单纯罐、毫针罐、涂药罐法,留罐10~15分钟,隔天施术1次。

(四)推拿疗法

1.治则

行气,通经,止痛。

2.手法

患者取坐位,术者立于患者左前方。先用轻柔的揉法、擦法、拿法及向心性推拿法,施术于患者左上肢3~5分钟,重点在左上肢内侧;然后推揉少冲、内关、合谷、神门、通里、少海等穴位2~3分钟。

3.注意事项

推拿时手法宜轻柔,忌粗暴。心脏按压用力要适当,以免引起肋骨骨折或其他不良反应。治疗期间要密切观察,遇有心慌、胸闷、气短等情况,应立即中断治疗,查出原因及时处理。患者注意保暖,安定情绪,避免过度疲劳和脊柱扭伤,忌烟酒。

推拿治疗心绞痛有较好的疗效。通过手法的机械性作用和神经反射等作用,能缓解冠状动脉血管的痉挛,改善心肌的供血、供氧状态,从而达到治疗的目的。推拿治疗心绞痛的关键手法:在前胸左侧背部及左侧上肢,用揉法、推法、点穴法等;在心前区进行适当的心脏按压;推揉内关、合谷、天宗(左)、心俞、至阳(重点穴位)、神封(左)穴。

七、急证处理

胸痹心痛急性发作应以速效止痛为原则。胸痹心痛的病机特点虽为本虚标实,但急性发作时以邪闭心脉为主,故此时治疗之法,当遵急则治标之则,以通为主。盖心脉通畅,血运自如,其痛自止;心脉通畅,心气得充,正气易复。否则,邪闭不通,致心痛持续不得缓解,易演变为真心痛。

心绞痛发作时立即停止活动,若休息不能缓解者,可选用速效的硝酸酯制剂缓解心绞痛,必要时可考虑合并镇静药。舌下含硝酸甘油片 0.3~0.6 mg,1~2 分钟药物即开始起作用,约半小时后作用消失。如果含服 0.3 mg 后症状仍不缓解,可每隔 5 分钟再加服 0.3 mg,直至 15 分钟内总量达 1.2 mg。延迟见效或安全无效时提示患者并非心绞痛,或为严重心绞痛甚至可能是急性心肌梗死。也可用硝酸异山梨酯片 5 mg 舌下含化,2~5 分钟见效,作用持续 2~3 小时;或用硝酸异山梨酯口腔喷雾剂,常用剂量 2.5 mg,相当于按压 2 次的药液,15 秒钟即见效。

第三节 不　寐

不寐,亦称"不得眠""目不瞑",是指因外感或内伤导致的脏腑功能紊乱,阴阳失调而发生的以入睡困难,或维持睡眠障碍(易醒、早醒和再入睡困难)为主要表现,最终导致睡眠时间减少或质量下降,不能满足身体生理需要,明显影响日间社会功能和生活质量为特征的一种病证。多因感受外邪,饮食不节,情志失常,年老体弱,久病耗损,禀赋不足等导致的阴血不足、不能摄纳阳气,阳气外溢;或因邪扰,阳盛不得入阴,而致阳盛阴衰,阴阳失调,营卫失和,神不归舍引起。

其病位在心,与肝脾肾密切相关。其病机变化有虚有实,有寒有热,涉及气血阴阳。不寐的症状不一,轻则主要表现为入睡困难、睡眠不深、时寐时醒、易惊醒、自觉多梦、早醒、醒后不易入睡、醒后感到疲乏或缺乏清醒感、白天思睡,重则彻夜不寐。

中医药治疗不寐有其明显优势,以辨证遣方用药治疗为主,还可配合针灸、推拿、按摩、饮食、运动、心理调护等综合方法。中医治疗的总则为补虚泻实,调整阴阳,佐以安神。在具体运用上或标本兼治,或以治标为主,或以固本为主。不寐实证以祛邪安神为主,具体的治法包括疏肝泻热,清心安神;滋阴降火、养心安神;化痰清热、和中安神等;不寐虚证以扶正安神为主,具体的治法包括补养心脾,益气生血;益气镇惊,安神定志;补血养血,敛肝宁心;益气养阴,宁心安神等。

西医学对不寐的描述:失眠、失眠症和失眠综合征。中医的不寐多相当于西医的失眠症,而其他疾病出现以不寐为主要表现的均可参照本节辨证论治。

一、中医诊断标准

(1)以不寐为主症,轻者入寐困难或寐而易醒,醒后不寐,重者彻夜难寐。

(2)常伴有心悸、头晕、健忘、多梦、心烦等症。

(3)经各系统和实验室检查未发现躯体疾病。

二、鉴别诊断

(一)脏躁

不寐的难以入睡与脏躁严重者的难以入睡很相似。但不寐以彻夜难睡或自觉不易入睡为主,心烦不安多为兼症;脏躁以烦躁不安,哭笑无常为主症,睡眠不安为兼症。不寐多因外感病邪、内伤阴血不足、脑失所养、心肾不交等所致;而脏躁多有精神因素,为忧愁思虑过度,情绪抑郁,积久伤心,脑神失养,或产后亡血伤精,心脾阴亏,上扰脑神所致。

(二)烦躁

二者均有烦躁和不寐,也可有同样的病因,不寐所兼的烦躁常发生在不寐以后;而烦躁所伴见的不寐,多是先有烦躁,而后不寐。

(三)郁病

郁病为情志抑郁之病证。临床表现可见精神恍惚,精神不振,多疑善虑,不寐多梦,久则神思不敏,遇事善忘,神情呆滞。不寐在郁病中是兼症,病情表现比较轻。而不寐症则以不寐为主症,其他症状多是继发症状。

三、证候诊断

(一)实证不寐

病程短,起病急,不寐症状相对较重。总因火邪扰心,心神不安所致。

1.肝郁化火证

少寐易醒,噩梦纷纭,甚则彻夜难眠,性情急躁易怒,不思饮食,口渴喜饮,口舌生疮,目赤口苦,小便黄赤,大便秘结,胁肋胀痛,女子可见月经不调。

2.痰火内扰证

胸闷脘痞,心烦不眠,甚至彻夜不眠伴泛呕嗳气,头重目眩,心烦口苦,痰多,或大便秘结,舌红、苔黄腻,脉滑数。

3.血瘀内阻证

夜寐不安,烦躁,身有痛处,痛有定处,固定不移,面色黧黑,皮肤干燥,肌肤甲错,毛发不荣,舌暗,有瘀斑瘀点,苔薄白,舌下络脉青紫,脉弦涩。

(二)虚证不寐

病程长,起病缓慢,多不寐症状相对较轻。总因心脾肝肾功能失调,心失所养所致。

1.心脾两虚证

多梦易醒,心悸健忘,神思恍惚,面色少华,头晕目眩,肢倦神疲,饮食无味、面色少华,或脘闷纳呆。

2.心肾不交证

心烦不寐,心悸不安,头晕,耳鸣健忘,腰酸梦遗,五心烦热,口干津少。

3.心胆气虚证

心烦不眠,多梦,易惊易醒,胆怯,心悸,遇事善惊,气短倦怠,小便清长。

四、病因、病机

(一)病因

情志所伤,饮食不节,劳倦失度,体质虚弱等都能引起阴阳失交,阳不入阴,而形成不寐。其中情志因素导致的不寐在当今社会占首位。

1.情志所伤

暴怒伤肝、思虑伤脾、惊恐胆怯、过喜则心气涣散,情志过极可损伤其所属之脏,各脏腑之间又可相互影响,致心神被扰或心神失养而不寐。其中以暴怒伤肝,肝失疏泄,郁而化火,扰乱心神,导致的不寐最常见。此外,若过度思虑则伤脾,导致脾失运化,气血生化无源,气血不足,心神失养,神不守舍出现不寐。而小儿、老年及体弱之人,突逢惊吓,胆气虚弱而少阳之气难于生发,也可使气机不利而致肝郁脾虚,使痰浊内生,扰动心神出现不寐。气有余便是火,五志过极,日久化火,心火炽盛,扰乱神明,神无所安,且火热耗伤阴精,阴不敛阳,亦可发为不寐。

2.饮食不节

脾主运化,其气宜升,胃主受纳,其气宜降,嗜食肥甘厚味、过食生冷、饥饱无度均可损伤脾胃,脾失健运,清气不升,清窍失养,则心神不安;胃失和降,宿食停滞,积湿生痰,痰浊上扰心神则发不寐。

3.劳倦失度

劳倦过度,暗耗心血,心失所养,神不守舍出现不寐。且劳倦日久亦可损伤肝肾之精,水不制火,虚火上炎扰心亦致不寐。劳倦亦可伤脾,脾不升清,痰浊内生扰心不寐。

4.久病、年老或素体体虚

肾主骨生髓,脑为髓海,需要肾精的滋润和濡养。若肾精充盛,则五脏六腑之精亦盛,髓海有余,神有所养则夜寐安宁。若素体虚弱、年老体衰或久病后正气虚衰,则肾精亏虚,使得五脏之精衰少,髓海不足则神明失养,夜寐不安。肾精不足,无以养阴,肾水不足,不能上滋心火,导致心火偏亢的心肾不交引发的不寐。

(二)病机

1.发病

无明显季节性,男女均可发病,见于各种年龄,其中老年人居多。起病或慢或急,亦可慢性起病,可急性发作;严重者可出现全身多系统症状,引起严重的情志异常和心理障碍,需加以重视。

2.病位

主要位于心,与肝、脾、肾密切相关。实证、热证多与肝胃有关:胃失和降,食积化热,痰浊内生;肝失疏泄,肝气上逆,肝郁化火。而久病体弱,劳倦过度,当责之于脾、肾二脏。另外,不寐与阴阳的关系也很密切,各种原因造成的阴阳失衡、阳不入阴、阴不敛阳皆可致不寐。

3.病性

有虚、实之分。不寐因脾胃虚弱,肾精亏虚使气血不足,心失所养而发不寐。实者以痰热、内火、瘀血、肝郁、水湿等标邪引起不寐的形成和症状的发展与转化。本虚可生标实,标实日久亦可导致和加重本虚。临床多见虚实夹杂,本虚标实证。

4.病势

初起多为实证,或虚实兼夹。多因情志刺激等因素突发不寐,病情发展,正气虚弱,邪气旺盛,即为本虚标实证。不寐日久,气虚无力,肾阳亏损,阴液不足,血亏津虚,阴阳俱损,乃为真虚之证,此时可见睡眠规律紊乱,白日欲卧,卧而欲睡,眠而不实,时寐时醒,真虚假实证。也有年老体衰或久病体弱、素体禀赋不足之人初起即为虚证,多慢性起病、病势较缓,不为患者重视,随后日渐加重。

5.病机转化

因情志所伤,肝失条达,气郁不舒,郁而化火,扰动心神,神不安宁以致不寐。肝郁日久,木旺乘土,脾胃损伤,痰浊内生,痰火相并,亦可扰动心神。肝火独亢,灼伤阴血,可进一步导致心阴暗耗、肾阴不足,不能上奉于心,水不济火,心火亢盛,热扰神明,因而不寐。素体虚弱或久病之人,或五志过极,或为饮食不节,肠胃受伤,宿食停滞,酿为痰热,壅遏于中,痰热上扰,胃气不和,以致不得安寐。五脏之间皆可相互转化,一脏损伤,日久可连及他脏。起病时或实或虚,日久实邪可损伤正气,导致本虚;亦可因虚起病,脏腑功能失常,气血不畅,因虚致实,最终可出现虚实夹杂证候。

五、辨证论治

(一)辨证思路

1.明辨病因、详问病史

若因为生活环境或一过性的情绪改变而偶然发生不寐,一般不诊断为疾病,对症处理即可;不寐每周至少发生3次,持续1个月以上,并明显影响次日的精神状态,引起显著的苦恼,或精神障碍等症状才有临床意义。同时,要详细询问患者的睡眠过程中不顺利的状况。了解不寐时入睡困难、睡时多梦、眠浅易醒、醒后不易再睡、时寐时醒或彻夜不眠等多种情况具备哪几种;是否伴随盗汗、夜尿增多或其他躯体部位的不适等症状;并详细询问每次入睡需要多少时间,最长不寐时间,夜间醒来次数,不寐的频率,有无服用催眠类药物及其他精神类药物,有无基础病症等。若入睡困难、睡时躁扰不安或彻夜不眠多为实邪扰心不寐。若时寐时醒、寐而易惊、伴乏力、汗出,则多为本虚,心神失养不寐。

2.辨别病位

不寐主病位在心,涉及肝、脾、肾等。分析病位应从发病原因,伴随症状,舌苔脉象等多方面入手。如情志所伤,伴见胸胁胀满,情志不畅,心烦易怒,脉象见弦,其病位在肝;饮食失节,伴有纳呆食少,嗳腐吞酸者,其病位在脾胃;年老体虚之人,兼见腰膝酸软、头晕耳鸣等症者,其病位在肾。临床上只有认清病位,并根据脏腑功能与特性遣方用药,才能取得较好的疗效。

3.辨析病性

不寐的病性应根据邪气有余和正气不足的侧重不同分为实证不寐与虚证不寐两类。实证不寐是以病理产物等实邪扰动心神为主要病机引起的一类病证,情志不遂引起的气郁、饮食不节所致的食积、病理代谢产物的痰浊、瘀血等均能导致不寐,总以痰湿、火热、瘀血、气郁常见;虚证不寐者,以正气不足、气血阴阳的虚衰而致心神失养所致的不寐,以气虚、血虚、阴虚多见。临证多虚实夹杂,或以实证为主,或以虚证为主,而实证不寐和虚证不寐并不能截然分开,常常交织存在,如阴虚就常与内火并存,脾胃不和常并生痰热,虚实之间还可相互转化,因实致虚,因虚致实,故临证时,应详加辨析。

(二)分证论治

1.肝郁化火

(1)证候表现:少寐易醒,噩梦纷纭,甚则彻夜难眠,性情急躁易怒,不思饮食,口渴喜饮,口舌生疮,目赤口苦,小便黄赤,大便秘结,胁肋胀痛,女子可见月经不调,舌红、苔黄,脉弦数。

(2)病机分析:肝为刚脏,禀春木之行,性喜条达。本证多因恼怒伤肝,肝失条达,气机郁滞,肝脉布于胸胁,经脉气滞而胁肋胀痛。肝郁日久,气郁化火,循经上炎,扰乱神明,心神不安则少寐易醒,噩梦纷纭,甚则彻夜难眠。肝气犯胃,胃失受纳,则不思饮食。肝火乘胃,胃热则口渴喜饮。肝火偏旺,则急躁易怒。火热上扰,故目赤口苦。小便黄赤、大便秘结、舌红、苔黄、脉弦而数,均为一派火热之象。

(3)治法:疏肝泻热,佐以安神。

(4)常用方:龙胆泻肝汤(《兰室秘藏》)加减。龙胆草、黄芩、栀子、泽泻、通草、柴胡、车前子(包煎)、生地黄、当归。

(5)加减:肝胆实火,肝火上炎之重症,可见彻夜不寐,头痛欲裂,头晕目眩,大便秘结者,可改服当归龙荟丸以清泻肝胆实火;若肝火旺盛,损及阴血,可见双目干涩、爪甲不荣,女子月经不调或闭经,可加白芍、酸枣仁、山萸肉以敛肝阳、补阴血;若肝火炽盛,血随气涌,而见目赤、面红、鼻衄等,可加牛膝引血下行;若肝盛乘脾,见纳呆腹胀,可加白术、焦三仙、枳壳。

(6)针灸：主穴取水沟、太冲、合谷、三阴交。

配穴：肝俞、心俞、安眠、足三里。

手法：用 25 mm 毫针向上斜刺入水沟，行捻转手法，直到患者有强烈酸胀感、目中流泪为止；太冲、合谷、肝俞、心俞用捻转泻法；三阴交平补平泻；安眠、足三里补法。留针 30 分钟，10 分钟行针 1 次。治疗每天 1 次，治疗 10 次为 1 个疗程。肝火盛者可行刺络放血。

(7)临证参考：在治疗肝郁化火的不寐时，不宜一派疏肝泻火药物，因肝藏血，体阴而用阳，不滋养阴血，阳无以制，火无以息，因此疏肝泻热、养血安神为治疗该类不寐之大法。临床治以清肝、舒肝、柔肝为主。清肝泻火宁神，以苦寒酸凉之品如栀子、黄芩、连翘、夏枯草以清肝阳、清肝火；疏肝以调畅气机为主，用药轻宣透达，以顺肝疏达之性，常用柴胡、郁金、香附、木香、苏梗、合欢皮疏肝理气，解郁安神；柔肝以滋肝阴养肝血而敛肝阳，可选用生地黄、熟地黄、百合、白芍、何首乌、山茱萸、沙参、麦冬。

2.痰火内扰

(1)证候表现：心烦不寐，甚彻夜不眠，胸闷脘痞，泛呕嗳气，头重目眩，痰多，或大便秘结，苔黄腻，脉滑数。

(2)病机分析：本证多因脾胃不和，水湿运化失司或饮食不节，宿食停滞，积湿生痰，因痰生热，痰热上扰则心烦不寐。因宿食痰湿壅遏于中，故而胸闷脘痞。清阳被蒙，故头重目眩。痰食停滞则气机不畅，胃失和降，故见嗳气或呕恶痰多。苔腻而黄、脉滑数，均为痰热、宿食内停之证。

(3)治法：化痰清热、和中安神。

(4)常用方：温胆汤（《备急千金要方》）加减。半夏、橘皮、竹茹、枳实、黄连、生姜、全瓜蒌、甘草。

(5)加减：心悸惊惕不安者，可加重镇安神剂，如朱砂、琥珀以镇惊定志；若痰热盛，痰火上扰心神，彻夜不眠，大便秘结者，可改用礞石滚痰丸，以泻火逐痰，方中煅青礞石为君，取其燥悍重坠之性，攻坠痰邪，使木平气下，痰积通利，臣以大黄之苦寒，荡涤邪热，开痰火下行之路，佐黄连苦寒泻火，专清中焦之热，复以沉香降逆下气，亦为治痰必先顺气之理，痰火去，心神得安；若宿食积滞较甚，见有嗳腐吞酸，脘腹胀痛，可用保和丸消导和中安神；若邪滞日久，而致脾胃虚弱，本虚标实，攻逐痰邪应与健脾和胃并行，加白术、炒薏苡仁、茯苓、黄芪等，也可配合选用参苓白术散、二陈汤等，健脾化痰祛湿。

(6)针灸：主穴取申脉、照海、丰隆、中脘。

配穴：脾俞、心俞、内关、足三里、三阴交。

手法：申脉、丰隆捻转泻法；照海补法；脾俞、心俞、内关、足三里、三阴交、中脘平补平泻。留针 30 分钟,10 分钟行针 1 次。治疗每天 1 次,治疗 10 次为 1 个疗程。一般 3 个疗程。

(7)临证参考：该型不寐症在临床上要辨清正虚邪实孰轻孰重,热重痰阻孰多孰少,是否伴有其他兼夹证,宜在温胆汤基础方上酌情配伍健脾、和胃、消食、导滞、逐痰、清热等不同用药,不寐缓解后常需补益脾胃,和中安神,以巩固疗效。

3.心肾不交

(1)证候表现：心烦不寐,心悸不安,头晕,耳鸣健忘,腰酸梦遗,五心烦热,口干津少,舌红少苔,脉细数。

(2)病机分析：肾阴不足,肾水不能上济心火,而导致心肾失交。心火独亢于上,君火上炎,扰动神明,神不守舍而致心烦不寐,心悸不安。肾精亏耗,髓海空虚,故头晕、耳鸣、健忘。腰府失养,则腰痛。心肾不交,精关不固,故梦遗。口干津少、五心烦热、舌红、脉弦细,均为阴虚火旺之象。

(3)治法：滋阴降火、养心安神。

(4)常用方：黄连阿胶汤(《伤寒论》)加减。黄连、黄芩、白芍、鸡子黄、阿胶烊化。

(5)加减：面热微红、眩晕耳鸣者,可加牡蛎、龟甲、磁石等以重镇潜阳,使阳升得平,阳入于阴,即可入寐；心烦重者,可加栀子、淡豆豉以清心除烦；肾水不足,腰酸梦遗、盗汗明显者,可用左归丸以滋肾水。

黄连阿胶汤重在滋阴清火,适于阴虚火旺及热病后之心烦不寐；朱砂安神丸重在重镇安神,适用于心火亢盛,阴血不足症；天王补心丹重在滋阴养血,可用于阴虚而火不太旺者。三方可与临床中随证选用。

(6)针灸：主穴取太溪、神门、百会、阴陵泉。

配穴：肾俞、心俞、内关、足三里、三阴交。

手法：神门捻转泻法；太溪、阴陵泉、三阴交补法；肾俞、心俞、内关、足三里、百会平补平泻。留针 30 分钟,10 分钟行针 1 次。治疗每天 1 次,治疗 10 次为 1 个疗程。

(7)临证参考：临证多见于不寐日久之人或年老体弱患者。不寐严重时多以清心凉血安神为主,药用甘寒之品,泻火而不伤阴；阴虚明显时,以滋补肾阴为主,滋阴以降火,忌用温补助火。不寐缓解后,还应继续服用六味地黄丸等滋补肝肾之品,以巩固疗效。

4.心脾两虚

(1)证候表现:多梦易醒,心悸健忘,神思恍惚,面色少华,头晕目眩,肢倦神疲,饮食无味、面色少华,或脘闷纳呆,舌淡、苔薄白或滑腻,脉细弱或濡滑。

(2)病机分析:心主血、脾为生血之源,心脾亏虚,血不养心,神不守舍,故多梦易惊、健忘心悸。气血亏虚,不能上奉于脑,清阳不升,则头晕目眩。血虚不能上荣于面,故面色少华、舌色淡。脾失健运,则饮食无味。生化之源不足,血少气虚,故精神不振、四肢倦怠、苔薄白,脉细弱。若脾虚湿盛,脾阳失运,痰湿内生,则脘闷纳呆,苔滑腻,脉濡滑。

(3)治法:补养心脾,益气生血。

(4)常用方:归脾汤(《济生方》)加减。人参、远志、龙眼肉、白术、黄芪、茯神、酸枣仁、木香、当归、生姜、大枣、炙甘草。

(5)加减:如不寐较重,可酌加养心安神药,如夜交藤、合欢花、柏子仁;若脾失健运,痰湿内阻,而见脘闷纳呆,苔滑腻,脉濡滑者,加陈皮、半夏、茯苓、肉桂等,温运脾阳而化痰湿;如纳差严重者,可加焦三仙、鸡内金、枳壳等。

(6)针灸:主穴取脾俞、心俞、内关、百会、阴陵泉。

配穴:足三里、三阴交。

手法:脾俞、心俞、内关、百会、阴陵泉补法;足三里、三阴交平补平泻,也可用温针灸。留针 30 分钟,10 分钟行针 1 次。治疗每天 1 次,治疗 10 次为 1 个疗程。

(7)临证参考:该型为临床长期慢性不寐患者的常见证型,一般多见于久病或年老之人,不寐往往并不严重,而常以多梦易醒,健忘乏力为主要表现,治疗取效较慢,且容易反复发作,故治疗时间常需月余以上,并需注意良好睡眠习惯的培养,愉悦情志,适度劳其筋骨。

5.心胆气虚

(1)证候表现:心烦不眠,多梦,易惊易醒,胆怯,心悸,遇事善惊,气短倦怠,小便清长,舌淡,脉弦细。

(2)病机分析:胆属木,为清净之府,决断之官,若胆虚气怯,决断无权。遇事易受惊恐,引动心神而致使不寐,心虚则心神不安,胆虚则善惊易怒,故多梦易醒、心悸善惊。气短倦怠、小便清长均为气虚之象;舌色淡、脉弦细,均为气血不足的表现。

(3)治法:益气镇惊,安神定志。

(4)常用方:安神定志丸(《医学心悟》)加减。茯苓、茯神、远志、人参、石菖蒲、龙齿。

(5)加减:若虚烦不寐,形体消瘦,为气血不足,可合用归脾汤,以益气养血、安神镇静;若阴血偏虚则虚烦不寐,不寐心悸,虚烦不安,头晕目眩,口干咽燥,舌质红、脉弦细,宜合用酸枣仁汤;若夜间易惊醒,可加珍珠母、煅牡蛎,并加重龙齿用量。

(6)针灸:主穴取肾俞、胆俞、心俞、魄户、志室、阳陵泉、阴陵泉。

配穴:四神聪、内关、足三里、三阴交。

手法:肾俞、胆俞、心俞、魄户、志室补法;四神聪、内关、足三里、三阴交平补平泻,阳陵泉、阴陵泉透刺。留针 30 分钟,10 分钟行针 1 次。治疗每天 1 次,治疗 10 次为 1 个疗程。

(7)临证参考:本证治疗除给予必要的药物外,更重要的是做好患者的思想工作,给予必要的心理疏导与安慰,调动其主观能动性,使患者消除顾虑,精神愉快,同时合理安排生活,加强身体锻炼,适当参加体力劳动,避免情绪激动,睡前不吸烟、不饮酒和浓茶等,这样才能有效地防治本病。此型初起应详问病因,有针对性地给予心理辅导。并且在安神定志基础上酌情配合使用疏肝健脾等药物。

6.血瘀内阻

(1)证候表现:夜寐不安,烦躁,身有痛处,痛有定处,固定不移,面色黧黑,皮肤干燥,肌肤甲错,毛发不荣,舌暗,有瘀斑、瘀点,苔薄白,舌下络脉青紫,脉弦涩。

(2)病机分析:情志不舒,肝气久郁,气滞不行以致血运障碍,可见瘀血内停;或久病气虚,运血无力,逐渐形成血瘀之证;或跌仆损伤脉络,血溢脉外,日久成瘀。瘀血阻滞脉络,新血不生,气血不畅,心神失养而见不寐,瘀血日久,与痰互结,扰动心神,可加重不寐,并见烦躁。瘀血内停,可见不寐伴腹痛,痛有定处,固定不移。或可见舌质淡暗或见紫斑,脉沉涩等血瘀之象。

(3)治法:活血化瘀,宁心安神。

(4)常用方:血府逐瘀汤(《医林改错》)加减。桃仁、红花、生地黄、当归、白芍、川芎、牛膝、柴胡、枳壳、桔梗。

(5)加减:若舌苔白腻,为痰瘀互结,宜加涤痰汤等化瘀涤痰,或加胆星、瓜蒌、陈皮等化痰。若舌苔黄腻,为痰瘀互结,可合温胆汤。

(6)针灸:主穴取太溪、血海、四神聪、内关。

配穴:肝俞、脾俞、心俞、三阴交。

手法:脾俞、心俞、足三里补法;血海、四神聪、内关平补平泻,太溪、肝俞泻法。留针30分钟,10分钟行针1次。治疗每天1次,治疗10次为1个疗程。也可取后颈、骶部、风池、内关、神门、三阴交、乳突区、阳性反应区以梅花针叩刺出血,以患者耐受为度。

(7)临证参考:该证常见于因跌仆损伤或交通事故所致的脑外伤后不寐,也可见于久病之人。一般随年龄的增长,老年人在不同程度上存在血瘀证,血瘀则脉络不畅,清窍失养,故不寐。而痰湿与瘀血胶着互结,交互为患,可使症情进一步加重。因此,临床上治疗瘀血证应密切注意观察患者的舌苔变化,仔细辨证,加入化痰逐湿及清化热痰等药物配合治疗。

六、其他中医疗法

(一)耳针疗法

常用穴位有神门、交感、心、脑、肝、脾、皮质。每次取3～4穴,中等刺激,每天1次,两耳交替进行。在以上穴位可用埋针或压穴的方法治疗,每次选一侧耳部,隔天改换另一侧,每天按压10次,每次3分钟。或以王不留行籽外用胶布贴敷于穴位之上,每天按压揉搓至发热为度。

(二)拔罐法

患者取伏卧位,在背俞穴上分别闪罐3～5次,并沿督脉大椎穴向下走罐至腰骶部,上下往返数次,直至皮肤潮红或轻度充血。再按同法,从上至下在督脉两侧夹脊与背部两侧膀胱经处走罐。最后可在心俞、脾俞、肝俞等穴位留罐5～10分钟,隔天1次。下午治疗效果最好。

(三)穴位注射法

患者坐位,选择穴位可两组配合交替选用:①神门、安眠、心俞、膈俞;②内关、三阴交、肝俞、脾俞。穴周严格消毒后,用一次性容量10 ml注射器抽取丹参注射液在上述注射点注射,局部出现酸、麻、胀或放射感后,回抽,如无回血则可缓慢注入丹参注射液,每穴注射1 ml。每睡前1次,10次为1个疗程,间隔2天,共治疗2个疗程。也可根据辨证选用不同的药物注射液,如黄芪注射液、生脉注射液等。但一定要提纯彻底,以免发生变态反应。

(四)中药熏蒸法

可根据证型选用不同方药,加入头罩焗油机或专业的熏蒸仪器中进行熏蒸,每天1次。7次为1个疗程,持续2个疗程以上。

七、急证处理

失眠严重者,临床可以表现为数天彻夜不眠,白天精神萎靡不振,心情极度焦虑烦躁,甚至有幻觉、错觉产生。应遵循中医急则治其标的原则,需要紧急镇静安眠治疗,以保证睡眠,可以采用宁心安神中药配合西药镇静催眠药物口服或肌内注射,或用小剂量的非经典抗精神病药物治疗,严重者还可用冬眠疗法,待急症缓解后应尽快针对病因和病本进行规范治疗。对于原有心脑血管基础病变的患者,严重失眠则可能诱发急性心肌梗死、脑血管意外等,临证时应详诊,以期早期发现、早期诊断。对于出现的心脑血管意外,如脑出血、心绞痛、心肌梗死等还应按相关疾病常规积极处理,但勿忘重视预防,尽量保持良好的睡眠规律。

八、变证治疗

高龄、长期不寐没有及时规范治疗,若遇有外界诱因,特别是情绪刺激可以出现不寐变证,临床常见的不寐变证主要有郁病和癫狂。

(一)郁病

若不寐日久,耗伤心肝之血,肝不能体阴而用阳,致肝气郁结,情志失于疏泄而出现心情抑郁,情绪不宁,易怒欲苦,发为郁病,以心情抑郁、情绪不宁、胸部满闷、胁肋胀痛,或易怒易哭,或咽中如有异物梗塞等症为主要临床表现的一类病证。

1.肝气郁结证

治法:疏肝解郁,清肝泻火。方药:柴胡疏肝散(《景岳全书》)合丹栀逍遥散(《古今医统大全》)加减。

2.肝郁脾虚证

治法:疏肝健脾,化痰散结。方药:逍遥散(《太平惠民和济局方》)合半夏厚朴汤(《金匮要略》)加减。

3.肾虚肝郁证

治法:益肾调气,解郁安神。方药:四逆散(《伤寒论》)合六味地黄丸(《小儿药证直诀》)加减。

(二)癫狂

若失治误治,忧思久郁,进一步损伤心脾,则气滞痰生,痰浊上逆,蒙蔽心窍,神志迷蒙,不能自主,临床表现精神抑郁,表情淡漠,沉默痴呆,语无伦次,静而少动,从而转为癫证;若痰浊内阻,又肝郁化火,或心火内炽,结为痰火,痰火扰心,心窍被蒙,神志逆乱,临床表现精神亢奋,狂躁刚暴,喧扰不宁,毁物打骂,动而多怒,而发为狂证。临证时应详细辨识,以期早期发现、早期诊断,参照癫狂进行辨证治疗。

1.痰火扰心

症见起病急骤,突然狂暴无知,两目怒视,面红目赤,言语杂乱,骂詈叫号,不避亲疏,性情急躁,或毁物打人,或哭笑无常;头痛失眠,渴喜冷饮,便秘尿赤,舌质红绛,苔多黄腻,脉弦滑数。

治法:镇心涤痰,泻肝清火。

方药:生铁落饮(《医学心悟》)加减。

2.痰气郁结

症见精神抑郁,表情淡漠,沉默呆滞,心烦不寐;或多疑虑,喃喃自语,语无伦次;或生活懒散,不思饮食,大便溏软,舌苔白腻,或黄腻,或浊腻。脉弦滑,或滑数,或濡滑。

治法:疏肝解郁,化痰开窍。

方药:顺气导痰汤(《类证治裁》)加减。

九、护理与调摄

临床上常见的原发性慢性失眠,其发生原因多与日常的饮食习惯、生活起居和精神心理因素有关,在患者不自觉的过程中缓慢起病。因此通过详细地询问病史,了解致病原因,并给予正确的饮食及生活指导,从根本上消除病因,对于预防失眠的发生和复发是十分重要的。

(一)合理饮食

失眠的发生与饮食因素关系十分密切。失眠患者在饮食方面应纠正不良嗜好,少食辛辣、煎炸、肥甘厚味和酒类等食品,避免饥饱无度。尤其老人与小儿,应避免过饱。

此外,一些食品如薏苡仁、蜂蜜、柏子仁、莲子、桂圆、大枣亦具有良好的养心安神作用,宜经常食用。失眠患者每天睡前饮一杯热牛奶,对于改善失眠很有好处。

(二)起居有常

失眠患者多因工作或环境的关系,不能保证良好的睡眠规律,甚至不能保障良好熟悉的睡眠环境,久而久之由于生物钟的紊乱而造成失眠。因此医师可帮助患者进行行为治疗,包括以下4个方面。①睡眠卫生教育:指导患者养成良好的睡眠卫生习惯,卧室光线、温度适宜。②刺激控制训练:嘱咐患者只有在有睡意时才上床,不在床上读书看电视,辗转不能入睡时则应起床,无论多晚睡,次晨准时起床。③睡眠约束:减少花在床上的非睡眠时间,当睡眠效率低于80%,应减少15~20分钟卧床时间。④放松训练:包括肌肉放松训练、沉思、瑜伽、气功等。适度的运动对于改善失眠很有好处,中医学认为"久卧伤气,久坐伤肉"缺乏运动可使脏腑功能低下,而诱发失眠。患者可根据自身的具体条件,尽量保持良好规律的作息生活,并选择适宜的运动方式,以改善气血流通,巩固正气,防治失眠。

(三)调畅情志

中医学认为七情失和,思虑过度,或恼怒悲恐均可导致气机郁滞,心神受扰而发失眠。对于失眠患者进行心理治疗也是十分必要的。保持轻松愉快的心情,对于失眠的恢复具有十分重要的意义。严重失眠患者,应从认知方面进行治疗。

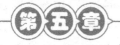

肺系病证

第一节 感 冒

感冒是感受触冒风邪，邪犯卫表而导致的常见外感疾病，临床表现以鼻塞、流涕、喷嚏、咳嗽、头痛、恶寒、发热、全身不适、脉浮为其特征。

本病四季均可发生，尤以春冬两季为多。病情轻者多为感受当令之气，称为伤风、冒风、冒寒；病情重者多为感受非时之邪，称为重伤风。在一个时期内广泛流行、病情类似者，称为时行感冒。

早在《黄帝内经》即已有外感风邪引起感冒的论述，如《素问·骨空论》说："风者百病之始也……风从外入，令人振寒，汗出头痛，身重恶寒。"《素问·风论》也说："风之伤人也，或为寒热。"汉代张仲景《伤寒论·辨太阳病脉证并治》篇论述太阳病时，以桂枝汤治表虚证，以麻黄汤治表实证，提示感冒风寒有轻重的不同，为感冒的辨证治疗奠定了基础。

感冒病名出自北宋《仁斋直指方·诸风》篇。元·朱丹溪《丹溪心法·中寒二》提出："伤风属肺者多，宜辛温或辛凉之剂散之。"明确本病病位在肺，治疗应分辛温、辛凉两大法则。

及至明清，多将感冒与伤风互称，并对虚人感冒有进一步的认识，提出扶正达邪的治疗原则。至于时行感冒，隋·巢元方《诸病源候论·时气病诸候》中即已提示其属"时行病"之类，具有较强的传染性。如所述："时行病者，春时应暖而反寒，冬时应寒而反温，非其时而有其气。是以一岁之中，病无长少，率相近似者，此则时行之气也。"即与时行感冒密切相关。

至清代，不少医家进一步强化了本病与感受时行之气的关系，林佩琴在《类证治裁·伤风》中明确提出了"时行感冒"之名。徐灵胎《医学源流论·伤风难治论》说："凡人偶感风寒,头痛发热,咳嗽涕出,俗谓之伤风……乃时行之杂感也。"指出感冒乃属触冒时气所致。

凡普通感冒(伤风)、流行性感冒(时行感冒)及其他上呼吸道感染而表现感冒特征者,皆可参照本节内容进行辨证论治。

一、病因、病机

感冒是因六淫、时行之邪,侵袭肺卫;以致卫表不和,肺失宣肃而为病。

(一)病因

感冒是由于六淫、时行病毒侵袭人体而致病。以风邪为主因,因风为六淫之首,流动于四时之中,故外感为病,常以风为先导。

但在不同季节,每与当令之气相合伤人,而表现力不同证候,如秋冬寒冷之季,风与寒合,多为风寒证;春夏温暖之时,风与热合,多见风热证;夏秋之交,暑多夹湿,每又表现为风暑夹湿证候。但一般以风寒、风热为多见,夏令亦常夹暑湿之邪。至于梅雨季节之夹湿,秋季兼燥等,亦常可见之。再有遇时令之季,如旱天其情为火为热为燥,伤阴津,耗五脏之阴气血,其证为干燥竭液证,治多以润、清、凉育之,如冬旱、春旱、夏秋之旱都常出现,应按此调之。

若四时六气失常,非其时而有其气,伤人致病者,一般较感受当令之气为重。而非时之气夹时行疫毒伤人,则病情重而多变,往往相互传染,造成广泛的流行,且不限于季节性。正如《诸病源候论·时气病诸候》所言:"夫时气病者,此皆因岁时不和,温凉失节,人感乖戾之气而生,病者多相染易。"

(二)病机

外邪侵袭人体是否发病,关键在于卫气之强弱,同时与感邪的轻重有关。《灵枢·百病始生》曰:"风雨寒热不得虚,邪不能独伤人。"

若卫外功能减弱,肺卫调节疏解,外邪乘袭卫表,即可致病。如气候突变,冷热失常,六淫时邪猖獗,卫外之气失于调节应变,即每见本病的发生率升高。或因生活起居不当,寒温失调,以及过度疲劳,以致腠理不密,营卫失和,外邪侵袭为病。

若体质虚弱,卫表不固,稍有不慎,即易见虚体感邪。它如肺经素有痰热、痰湿,肺卫调节功能低下,则更易感受外邪,内外相引而发病。加素体阳虚者易受风寒,阴虚者易受风热、燥热,痰湿之体易受外湿。正如清·李用粹《证治汇补·伤风》篇说:"肺家素有痰热,复受风邪束缚,内火不得疏泄,谓之寒暄。此表里两因之实证也。有平昔元气虚弱;表疏腠松;略有不慎,即显风证者。此表里两因之虚证也。"

外邪侵犯肺卫的途径有二，或从口、鼻而入，或从皮毛内侵。风性轻扬，为病多犯上焦。故《素问·太阴阳明论》篇说："伤于风者，上先受之。"肺处胸中，位于上焦，主呼吸，气道为出入升降的通路，喉为其系，开窍于鼻，外合皮毛，职司卫外，为人身之藩篱。故外邪从口鼻、皮毛入侵，肺卫首当其冲，感邪之后，随即出现卫表不和及上焦肺系症状。因病邪在外、在表，故尤以卫表不和为主。

由于四时六气不同，以及体质的差异，临床常见风寒、风热、暑湿三证。若感受风寒湿邪，则皮毛闭塞，邪郁于肺，肺气失宣；感受风热暑燥，则皮毛疏泄不畅，邪热犯肺，肺失清肃。如感受时行病毒则病情多重，甚或变生他病。在病程中亦可见寒与热的转化或错杂。

一般而言，感冒预后良好，病程较短而易愈，少数可因感冒诱发其他宿疾而使病情恶化。对老年、婴幼儿、体弱患者以及时感重症，必须加以重视，防止发生传变，或同时夹杂其他疾病。

二、诊查要点

(一)诊断依据

(1)临证以卫表及鼻咽症状为主，可见鼻塞、流涕、多嚏、咽痒、咽痛、周身酸楚不适、恶风或恶寒，或有发热等。若风邪夹暑、夹湿、夹燥，还可见相关症状。

(2)时行感冒多呈流行性，在同一时期发病人数剧增，且病证相似，多突然起病，恶寒、发热(多为高热)、周身酸痛、疲乏无力，病情一般较普通感冒为重。

(3)病程一般 3～7 天，普通感冒一般不传变，时行感冒少数可传变入里，变生他病。

(4)四季皆可发病，而以冬、春两季为多。

(二)病证鉴别

1.感冒与风温

本病与诸多温病早期症状相类似，尤其是风热感冒与风温初起颇为相似，但风温病势急骤，寒战发热甚至高热，汗出后热虽暂降，但脉数不静，身热旋即复起，咳嗽胸痛，头痛较剧，甚至出现神志昏迷、惊厥、谵妄等传变入里的证候。而感冒发热一般不高或不发热，病势轻，不传变，服解表药后，多能汗出热退，脉静身凉，病程短，预后良好。

2.普通感冒与时行感冒

普通感冒病情较轻，全身症状不重，少有传变。在气候变化时发病率可以升高,但无明显流行特点。若感冒 1 周以上不愈,发热不退或反见加重,应考虑感冒继发他病,传变入里。时行感冒病情较重,发病急,全身症状显著,可以发生传变,化热入里,继发或合并他病,具有广泛的传染性、流行性。

(三)相关检查

本病通常可做血白细胞计数及分类检查,胸部 X 线检查。部分患者可见白细胞总数及中性粒细胞升高或降低。有咳嗽、痰多等呼吸道症状者,胸部 X 线摄片可见肺纹理增粗。

三、辨证论治

(一)辨证要点

本病邪在肺卫,辨证属表、属实,但应根据证情,区别风寒、风热和暑湿兼夹之证,还需注意虚体感冒的特殊性。

(二)治疗原则

感冒的病位在卫表肺系,治疗应因势利导,从表而解,遵《素问·阴阳应象大论》"其在皮者,汗而发之"之义,采用解表达邪的治疗原则。风寒证治以辛温发汗;风热证治以辛凉清解;暑湿杂感者,又当清暑祛湿解表。

(三)证治分类

1.风寒束表证

恶寒重,发热轻,无汗,头痛,肢节酸疼,鼻塞声重,或鼻痒打喷嚏。时流清涕,咽痒,咳嗽,咳痰稀薄色白,口不渴或渴喜热饮,舌苔薄白而润,脉浮或浮紧。

证机概要:风寒外束,卫阳被郁,腠理闭塞,肺气不宣。

治法:辛温解表。

代表方:荆防达表汤或荆防败毒散加减。两方均为辛温解表剂,前方疏风散寒,用于风寒感冒轻证;后方辛温发汗,疏风祛湿,用于时行感冒,风寒夹湿证。

常用药:荆芥、防风、苏叶、豆豉、葱白、生姜等解表散寒;杏仁、前胡、桔梗、甘草、橘红宣通肺气。

若表寒重,头痛身痛,憎寒发热,无汗者,配麻黄、桂枝以增强发表散寒之功用;表湿较重,肢体酸痛,头重头胀,身热不扬者,加羌活、独活祛风除湿,或用羌活胜湿汤加减;湿邪蕴中,脘痞食少,或有便溏,苔白腻者,加藿香、苍术、厚朴、半夏化湿和中;头痛甚,配白芷、川芎散寒止痛;身热较著者,加柴胡、薄荷疏表解肌。

2.风热犯表证

身热较著,微恶风,汗泄不畅,头胀痛,面赤,咳嗽,痰黏或黄,咽燥,或咽喉乳蛾红肿疼痛,鼻塞,流黄浊涕,口干欲饮,舌苔薄白微黄,舌边尖红,脉浮数。

证机概要:风热犯表,热郁肌腠,卫表失和,肺失清肃。

治法:辛凉解表。

代表方:银翘散或葱豉桔梗汤加减。两方均有辛凉解表,轻宣肺气功能,但前者长于清热解毒,适用于风热表证热毒重者,后者重在清宣解表,适用于风热袭表,肺气不宣者。

常用药:金银花、连翘、黑山栀、豆豉、薄荷、荆芥辛凉解表,疏风清热;竹叶、芦根清热生津;牛蒡子、桔梗、甘草宣利肺气,化痰利咽。

若风热上壅,头胀痛较甚,加桑叶、菊花以清利头目;痰阻于肺,咳嗽痰多,加贝母、前胡、杏仁化痰止咳;痰热较盛,咳痰黄稠,加黄芩、知母、瓜蒌皮;气分热盛,身热较著,恶风不显,口渴多饮,尿黄,加石膏、黄芩清肺泻热;热毒壅阻咽喉,乳蛾红肿疼痛,加青黛、玄参清热解毒利咽;时行感冒热毒较盛,壮热恶寒,头痛身痛,咽喉肿痛,咳嗽气粗,配大青叶、蒲公英、鱼腥草等清热解毒;若风寒外束,入里化热,热为寒遏,烦热恶寒,少汗,咳嗽气急,痰稠,声哑,苔黄白相兼,可用石膏和麻黄内清肺热,外散表寒;风热化燥伤津,或秋令感受温燥之邪,伴有呛咳痰少、口、咽、唇、鼻干燥,苔薄,舌红少津等燥象者,可酌配南沙参、天花粉、梨皮清肺润燥,禁用伍辛温之品。

3.暑湿伤表证

身热,微恶风,汗少,肢体酸重或疼痛,头昏重胀痛,咳嗽痰黏,鼻流浊涕,心烦口渴,或口中黏腻,渴不多饮,胸闷脘痞,泛恶,腹胀,大便或溏,小便短赤,舌苔薄黄而腻,脉濡数。

证机概要:暑湿遏表,湿热伤中,表卫不和,肺气不清。

治法:清暑祛湿解表。

代表方:新加香薷饮加减。本方功能清暑化湿,用于夏月暑湿感冒,身热心烦,有汗不畅,胸闷等症。

常用药:金银花、连翘、鲜荷叶、鲜芦根清暑解热;香薷发汗解表;厚朴、扁豆化湿和中。

若暑热偏盛,可加黄连、山栀、黄芩、青蒿清暑泻热;湿困卫表,肢体酸重疼痛较甚,加豆卷、藿香、佩兰等芳化宣表;里湿偏盛,口中黏腻,胸闷脘痞,泛恶,腹胀,便溏,加苍术、白蔻仁、半夏、陈皮和中化湿;小便短赤加滑石、甘草、赤茯苓清热利湿。

感冒小结:体虚感冒应选参苏饮、血虚宜不发汗等补血解表。

四、西医治疗

呼吸道病毒感染目前无特异性抗病毒药物,治疗着重在减轻症状,休息,多饮水,戒烟,室内保持一定的温度和湿度,缩短病程,防止继发细菌感染和并发症的发生为主。

(一)对症治疗

发热、头痛可选用阿司匹林、对乙酰氨基酚或一些抗感冒制剂,也可选用中成药。咽痛可选用咽漱液或咽含片。声音嘶哑可用雾化吸入。鼻塞流涕可用1%麻黄素滴鼻液等。

(二)抗菌药物治疗

一般患者不必用抗菌药物,如年幼体弱、有慢性呼吸道炎症或细菌感染时,可根据临床情况及病原菌选择抗菌药物,临床常首选青霉素、磺胺类、大环内酯类或第一代头孢菌素。

(三)抗病毒药物治疗

早期应用抗病毒药物有一定效果,并可缩短病程。利巴韦林对流感病毒、副流感病毒和呼吸道合胞病毒有较强的抑制作用。奥司他韦对甲、乙型流感病毒有效。也可选用金刚烷胺、吗啉胍或抗病毒中成药。

五、预防调护

(一)在流行季节须积极防治

(1)生活上应慎起居,适寒温,在冬春之际尤当注意防寒保暖,盛夏亦不可贪凉露宿。

(2)注意锻炼,增强体质,以御外邪。

(3)常易患感冒者,可坚持每天按摩迎香穴,并服用调理防治方药。冬春风寒当令季节,可服贯众汤(贯众、紫苏、荆芥各 10 g,柴胡 10 g,甘草 3 g);夏令暑湿当令季节,可服藿佩汤(藿香、佩兰各 10 g,薄荷3 g,鲜者用量加倍);如时邪毒盛,流行广泛,可用贯众、板蓝根、生甘草煎服。

(4)在流行季节,应尽量少去人口密集的公共场所,防止交叉感染,外出要戴口罩。室内可用食醋熏蒸,每立方米空间用食醋 5~10 mL,加水 1~2 倍,加热熏蒸 2 小时,每天或隔天 1 次,做空气消毒,以预防传染。

(二)治疗期间应注意护理

(1)发热者须适当休息。

(2)饮食宜清淡。

(3)对时感重症及老年、婴幼儿、体虚者,须加强观察,注意病情变化,如高热动风、邪陷心包、合并或继发其他疾病等。

(4)注意煎药和服药方法。汤剂煮沸后5～10分钟即可,过煮则降低药效。趁温热服,服后避风覆被取汗,或进热粥、米汤以助药力。得汗、脉静、身凉为病邪外达之象,无汗是邪尚未祛。出汗后尤应避风,以防复感。

第二节　咳　嗽

咳嗽是由六淫之邪侵袭肺系,或脏腑功能失调,内伤及肺,肺气不清,失于宣肃所成,临床以咳嗽,咳痰为主症的疾病。咳指有声无痰,嗽指有痰无声,咳嗽则是有声有痰之症也。

《素问·宣明五气论》:"五气所病……肺为咳。"《素问·咳论》:"五脏六腑皆令人咳,非独肺也。"《河间六书·咳嗽论》:"咳谓无痰而有声,肺气伤而不清也,嗽为无声有痰,脾湿动而为痰也,咳嗽谓有声有痰……"《景岳全书》:"咳嗽之要,止惟二证,何有二证?一曰外感,一曰内伤,而尽之矣。"

本病证相当于现代医学上的呼吸道感染,肺炎,急、慢性支气管炎,支气管扩张,肺结核,肺气肿等肺部疾病。

一、病因、病机

(一)外感咳嗽

六淫外邪,侵袭肺系,多因肺的卫外功能减弱或失调,以致在天气寒暖失常、气温突变的情况下,邪从口鼻或皮毛而入,均可使肺气不宣,肃降失司而引起咳嗽。由于四时主气的不同,因而感受外邪亦有区别。风为六淫之首,其他外邪多随风邪侵袭人体,所以,外感咳嗽有风寒、风热和燥热之分。

(二)内伤咳嗽

内伤致咳的原因甚多,有因肺的自身病变;有因其他脏腑功能失调,内邪干肺所致。他脏及肺的咳嗽,可因嗜好烟酒,过食辛辣,熏灼肺胃;或过食肥甘,脾失健运,痰浊内生,上干于肺致咳;或由情志刺激,肝失条达,气郁化火,火气循经上逆犯肺,引起咳嗽。因肺脏自病者,常因肺系多种疾病迁延不愈,肺脏虚弱,阴伤气耗,肺的主气及宣降功能失常,而致气逆为咳。

外感咳嗽与内伤咳嗽可相互影响。外感咳嗽如迁延失治,邪伤肺气,更易反复感邪,咳嗽屡发,肺气日损,渐转为内伤咳嗽;而内伤咳嗽患者,由于脏腑虚损,肺脏已病,表卫不固,因而易受外邪而使咳嗽加重。

二、诊断与鉴别诊断

(一)诊断

1.病史

有肺系病史或有其他脏腑功能失调伤及肺脏病史。

2.临床表现

以咳嗽为主要症状。

(二)鉴别诊断

1.哮病、喘证

哮病、喘证、咳嗽均有咳嗽的表现。哮病以喉中哮鸣有声,呼吸困难气促,甚则喘息不能平卧为主症,发作与缓解均迅速。喘证以呼吸困难,甚则张口抬肩,不能平卧为主要临床表现。咳嗽则以咳嗽、咳痰为主症。

2.肺胀

肺胀除咳嗽外,还伴有胸部膨满,咳喘上气,烦躁心慌,甚则面目紫暗,肢体水肿,病程反复难愈。

3.肺痨

肺痨是以咳嗽、咯血、潮热、盗汗、消瘦为主症的肺脏结核病,具有传染性。X线可见斑片状或空洞、实变等表现。

4.肺癌

肺癌是以咳嗽、咯血、胸痛、发热、气急为主要表现的恶性疾病,X线可见包块,细胞学检查可见癌细胞。

三、辨证

(一)辨证要点

首先辨外感与内伤。外感咳嗽多是新病,发病急,病程短,常伴肺卫表证,属于邪实,治疗当以宣通肺气,疏散外邪为主,根据脉象、舌苔、痰色、痰质及咳痰难易等情况,辨明风寒、风热、燥热之不同,治以发散风寒,疏散风热,清热润燥等法。内伤咳嗽多为久病,常反复发作,病程长,可伴见其他脏腑病证,多属邪实正虚,治疗当以调理脏腑,扶正祛邪,分清虚实主次处理。

(二)治疗要点

外感咳嗽治宜疏散外邪,宣通肺气为主。内伤咳嗽治宜调理脏腑为主,健脾、清肝、养肺补肾,对虚实夹杂者应标本兼治。

四、辨证论治

(一)风寒袭肺

1.临床表现

咽痒咳嗽声重,咳痰稀薄色白;鼻塞、流涕,头痛,肢体酸痛,恶寒发热,无汗;舌苔薄白,脉浮或浮紧。

2.治疗原则

疏风散寒,宣肺止咳。

3.代表处方

杏苏散:茯苓 20 g,杏仁、苏叶、法半夏、枳壳、桔梗、前胡、生甘草各 10 g,陈皮 5 g,大枣5枚,生姜3片。

4.加减应用

(1)咳嗽甚者加矮地茶、金沸草各 10 g,祛痰止咳。

(2)咽痒者加葶荙子、蝉衣各 10 g。

(3)鼻塞声重者加辛夷花、苍耳子各 10 g。

(4)风寒咳嗽兼咽痛,口渴,痰黄稠(寒包火),加天花粉 20 g,黄芩、桑白皮、牛蒡子各 10 g。

(二)风热咳嗽

1.临床表现

咳嗽频剧,咳声粗亢;痰黄稠,咳嗽汗出,咳痰不爽;发热恶风,喉干口渴,舌苔薄黄,脉浮数。

2.治疗原则

疏风清热,宣肺止咳。

3.代表处方

桑菊饮:芦根 20 g,桑叶、菊花、薄荷、杏仁、桔梗、连翘、生甘草各 10 g。

4.加减应用

(1)肺热内盛者加黄芩、知母各 10 g,以清泻肺热。

(2)咽痛、声嘎者配射干、赤芍各 10 g。

(3)口干咽燥,舌质红,加南沙参、天花粉各 20 g。

(三)风燥伤肺

1.临床表现

新起咳嗽,咳声嘶哑,咽喉干痛;干咳无痰或痰少而粘连成丝状,不易咳出或痰中带血丝;或初起伴鼻塞、头痛、微寒、身热等表证,舌质红干而少苔、苔薄白或薄黄,脉浮数或细数。

2.治疗原则

疏风清肺,润燥止咳。

3.代表处方

桑杏汤:沙参、梨皮各 20 g,浙贝母 15 g,桑叶、豆豉、杏仁、栀子各 10 g。

4.加减应用

(1)津伤甚者加麦冬、玉竹各 20 g。

(2)热重者加石膏 20 g(先煎),知母 10 g。

(3)痰中带血丝加白茅根 20 g,生地黄 10 g。

(4)另有凉燥证乃由燥证加风寒证而成,可用杏苏散加紫菀、款冬花、百部各 10 g 治之,以达温而不燥,润而不凉之效。

(四)痰湿蕴肺

1.临床表现

咳嗽反复发作,咳声重浊,胸闷气憋,痰色白或带灰色;伴体倦、脘痞、食少,腹胀便溏;苔白腻,脉濡滑。

2.治疗原则

燥湿化痰、理气止咳。

3.代表处方

二陈汤合三子养亲汤。二陈汤:茯苓 20 g,法半夏、陈皮、生甘草各 10 g。三子养亲汤:苏子 15 g,白芥子 10 g,莱菔子 20 g。

4.加减应用

(1)寒痰较重者,痰黏白如泡沫者,加干姜、细辛各 10 g,温肺化痰。

(2)脾虚甚者加党参 20 g,白术 10 g,健脾益气。

(五)痰热郁肺

1.临床表现

咳嗽、气息粗促或喉中有痰声,痰稠黄、咳吐不爽或有腥味或吐血痰;胸胁胀满,咳时引痛,面赤身热,口干引饮,舌红,苔薄黄腻,脉滑数。

2.治疗原则

清热肃肺,化痰止咳。

3.代表处方

清金化痰汤:茯苓 20 g,浙贝母 15 g,黄芩、山栀、知母、麦冬、桑白皮、瓜蒌、桔梗、生甘草各 10 g,橘红 6 g。

4.加减应用

(1)痰黄而浓有热腥味者,加鱼腥草、冬瓜子各 20 g。

(2)胸满咳逆、痰多、便秘者,加葶苈子、生大黄各 10 g。

(六)肝火犯肺

1.临床表现

气逆咳嗽,干咳无痰或少痰;咳时引胁作痛,面红喉干;舌边红,苔薄黄,脉弦数。

2.治疗原则

清肝泻火,润肺止咳化痰。

3.代表处方

黛蛤散加黄芩泻白散。黛蛤散:海蛤壳 20 g,青黛 10 g(包煎)。黄芩泻白散:黄芩、桑白皮、地骨皮、粳米、生甘草各 10 g。

4.加减应用

(1)火旺者加冬瓜子 20 g,山栀、牡丹皮各 10 g,以清热豁痰。

(2)胸闷气逆者加葶苈子 10 g,瓜蒌皮 20 g,以理气降逆。

(3)胸胁痛者加郁金、丝瓜络各 10 g,以理气和络。

(4)痰黏难咳加浮海石、浙贝母、冬瓜仁各 20 g,以清热豁痰。

(5)火郁伤阴者加北沙参、百合各 20 g,麦冬 15 g,五味子 10 g,以养阴生津敛肺。

(七)肺阴虚损

1.临床表现

干咳少痰或痰中带血或咯血;潮热,午后颧红,盗汗,口干;舌质红、少苔,脉细数。

2.治疗原则

滋阴润肺,化痰止咳。

3.代表处方

沙参麦冬汤:沙参、玉竹、天花粉、扁豆各 20 g,桑叶、麦冬、生甘草各 10 g。

4.加减应用

(1)咯血者加白及 20 g,三七 15 g,侧柏叶、仙鹤草、阿胶(烊服)、藕节各 10 g,以止血。

(2)午后潮热,颧红者加银柴胡、地骨皮、黄芩各 10 g。

(3)肾不纳气,久咳不愈,咳而兼喘者可用参蛤散加熟地黄、五味子各 10 g。

五、其他治法

(一)中成药疗法

(1)麻黄止嗽丸、小青龙糖浆适用于风寒袭肺咳嗽。

(2)桑菊感冒片、蛇胆川贝液适用于风热咳嗽。

(3)秋燥感冒冲剂、二母宁嗽丸适用于风燥咳嗽。

(4)半贝丸、陈夏六君丸适用于痰湿蕴肺咳嗽。

(5)琼玉膏、玄参甘桔冲剂适用于肺阴虚损咳嗽。

(6)千金化痰丸、三蛇胆川贝末适宜用于肝火犯肺咳嗽。

(7)双黄连口服液、清金止嗽丸适用于痰热郁肺咳嗽。

(二)针灸疗法

(1)选肺俞、脾俞、合谷、丰隆等穴,以平补平泻手法,每天 1 次,适用于脾虚痰湿咳嗽。

(2)选肺俞、足三里、三阴交等穴,针用补法,每天 1 次,适用于肺阴虚损咳嗽。

(3)选肺俞、列缺、合谷等穴,毫针浅刺用泻法,每天 1 次,适用于外感咳嗽。

(4)选肺俞、尺泽、太冲、阳陵泉等穴,以平补平泻手法,每天 1 次,适用于肝火犯肺咳嗽。

(三)饮食疗法

(1)以薏苡仁、山药各 60 g,百合、柿饼各 30 g,同煮米粥,每早晚温热服食,适用于脾虚痰湿咳嗽。

(2)大雪梨 1 个,蜂蜜适量,去梨核入蜂蜜,放炖盅内蒸熟,每晚睡前服 1 个,适用于肺阴虚损咳嗽。

(3)新鲜芦根(去节)100 g,粳米 50 g 同煮粥,每天 2 次温服,适用于肺热咳嗽。

(4)百合 30 g,糯米 50 g,冰糖适量,煮粥早晚温服,适用于肺燥咳嗽。

六、预防调摄

(1)平素应注意气候变化,防寒保暖,预防感冒。

(2)易感冒者可服玉屏风散。

(3)加强锻炼,增强抗病能力。

(4)咳嗽患者不宜过食肥甘厚味、辛辣刺激。

(5)内伤久咳者,应戒烟。

第三节　肺　胀

肺胀是指以胸部膨满,憋闷如塞,喘息气促,咳嗽痰多,烦躁,心慌等为主要临床表现的一种病证。日久可见面色晦暗,唇甲发绀,脘腹胀满,肢体水肿。其病程缠绵,时轻时重,经久难愈,重者可出现神昏、出血、喘脱等危重证候。多种慢性肺系疾病反复发作,迁延不愈,导致肺气胀满,不能敛降。

现代医学的慢性阻塞性肺部疾病,如慢性支气管炎、支气管哮喘、支气管扩张、重度陈旧性肺结核等合并肺气肿,以及慢性肺源性心脏病、肺源性脑病等,出现肺胀的临床表现时,可参考本节进行辨证论治。

一、病因、病机

本病的发生,多因久病肺虚,痰浊潴留,而至肺失敛降,肺气胀满,又因复感外邪诱使病情发作或加剧。

(一)久病肺虚

因内伤久咳、久哮、久喘、支饮、肺痨等慢性肺系疾病,迁延失治,以致痰浊潴留,壅阻肺气,气之出纳失常,还于肺间,日久导致肺虚,肺体胀满,张缩无力,不能敛降而成肺胀。

(二)感受外邪

久病肺虚,卫外不固,腠理疏松,六淫之邪每易反复乘袭,诱使本病发作,病情日益加重。

肺胀病变首先在肺,继则影响脾、肾,后期病及于心。外邪从口鼻、皮毛入侵,每多首先犯肺,导致肺气上逆而为咳,升降失常而为喘,久则肺虚,主气功能失常。若子耗母气,肺病及脾,脾失健运,则可导致肺脾两虚。母病及子,肺虚及肾,肺不主气,肾不纳气,则气喘日益加重,呼吸短促难续,尤以吸气困难,动则更甚。且肾主水,肾衰则不能化气行水,水邪泛溢肌表则肿,上凌心肺则喘咳心悸。肺与心脉相通,肺虚不能调节心血的运行,气病及血,则血瘀肺脉,肺病及心,临床可见心悸、发绀、水肿、舌质暗紫等症。心阳根于命门真火,肾阳不振,进一步导致心肾阳衰,可出现喘脱危候。

肺胀的病理因素主要为痰浊、水饮与血瘀。痰的产生,病初由肺气郁滞,脾失健运,津液不归正化而成;渐因肺虚不能化津,脾虚不能转输,肾虚不能蒸化,痰浊潴留益甚,喘咳持续难已。3种病理因素之间可互相影响和转化,如痰从寒化则成饮;饮溢肌肤则为水;痰浊久留,肺气郁滞,心脉失畅则血滞为瘀;瘀阻血脉,"血不利则为水"。一般早期以痰浊为主,渐而痰瘀并见,终至痰浊、血瘀、水饮错杂为患。

肺胀的病性多属本虚标实,但有偏实、偏虚的不同,且多以标实为急。外感诱发时偏于邪实,平时偏于本虚。早期多属气虚、气阴两虚,病位以肺、脾、肾为主。晚期气虚及阳,或阴阳两虚,纯属阴虚者少见,病位以肺、肾、心为主。正虚与邪实多互为因果,阳虚致卫外不固,易感外邪,痰饮难蠲;阴虚致外邪、痰浊易从热化,故虚实诸候常夹杂出现,每致愈发愈频,甚则持续不已。

二、辨证论治

(一)辨证要点

1. 症状

以咳逆上气,痰多,喘息,胸部膨满,憋闷如塞,动则加剧,甚则鼻扇气促,张口抬肩,目胀如脱,烦躁不安等为主症。日久可见面色晦暗,面唇发绀,脘腹胀满,肢体水肿,甚或出现喘脱等危重证候。病重可并发神昏、动风或出血等症。有长期慢性咳喘病史,常因外感而诱发,病程缠绵,时轻时重;发病者多为老年,中青年少见。

2.检查

体检可见桶状胸,胸部叩诊呈过清音,心肺听诊肺部有干湿性啰音,且心音遥远。X线检查见胸廓扩张,肋间隙增宽,膈降低且变平,两肺野透亮度增加,肺血管纹理增粗、紊乱,右下肺动脉干扩张,右心室增大。心电图检查显示右心室肥大,出现肺型P波等。血气分析检查可见低氧血症或合并高碳酸血症,PaO_2降低,$PaCO_2$升高。血液检查红细胞和血红蛋白可升高。

(二)类症鉴别

肺胀与哮病、喘证均以咳而上气,喘满为主症,其区别如下。

1.哮证

哮证是一种反复发作性的痰鸣气喘疾病,以喉中哮鸣有声为特征,常突然发病,迅速缓解,久病可致肺胀,而肺胀以喘咳上气、胸膺膨满为主要表现,为多种慢性肺系疾病日久积渐而成。

2.喘证

喘证以呼吸困难,甚至张口抬肩,不能平卧为主要表现,可见于多种急慢性疾病的过程中。而肺胀是由多种慢性肺系疾病迁延不愈发展而来,喘咳上气,仅是肺胀的一个症状。

(三)分证论治

肺胀为多种肺病迁延不愈,反复发作而致,总属标实本虚,感邪发作时偏于标实,缓解时偏于本虚。偏实者须分清痰浊、水饮、血瘀。早期以痰浊为主,渐而痰瘀并重。后期痰瘀壅盛,正气虚衰,本虚与标实并重。偏虚者当区别气(阳)虚、阴虚。早期以气虚或气阴两虚为主,病位在肺、脾、肾。后期气虚及阳,甚则阴阳两虚,病变部位在肺、肾、心。

本病的治疗当根据标本虚实不同,有侧重地选用扶正与祛邪的不同治则。标实者。根据病邪的性质,分别采取祛邪宣肺,降气化痰,温阳利水,活血祛瘀,甚或开窍、息风、止血等法。本虚者,当以补养心肺,益肾健脾为主,或气阴兼调,或阴阳双补。正气欲脱时则应扶正固脱,救阴回阳。

1.痰浊壅肺

证候:胸膺满闷,短气喘息,稍劳即重,咳嗽痰多,色白黏腻或呈泡沫,晨风自汗,脘痞纳少,倦怠无力,舌暗,苔薄腻或浊腻,脉稍滑。

分析:肺虚脾弱,痰浊内生,上逆于肺,肺失宣降,则胸膺满闷,咳嗽、痰多色白黏腻;痰从寒化饮,则痰呈泡沫状;肺气虚弱,复加气因痰阻,放短气喘息,稍劳即重;肺虚卫表不固,则畏风、自汗;肺病及脾,脾虚健运失常,故见脘痞纳少,倦怠无力;舌质暗,苔薄腻或浊腻,脉滑为痰浊壅肺之象。

治法:化痰降气,健脾益肺。

方药:苏子降气汤合三子养亲汤。二方均能降气化痰平喘,但苏子降气汤偏温,以上盛下虚,寒痰喘咳为宜;三子养亲汤偏降,以痰浊壅盛,肺实喘满,痰多黏腻为宜。其中,苏子、前胡、白芥子化痰降逆平喘;半夏、厚朴、陈皮燥湿化痰,行气降逆;白术、茯苓、甘草运脾和中。

若痰多,胸满不能平卧,加葶苈子、莱菔子泻肺祛痰平喘;症见短气乏力,易出汗,痰量不多者为肺脾气虚,酌加党参、黄芪、防风健脾益气,补肺固表;若因外感风寒诱发,痰从寒化为饮,喘咳,痰多黏白泡沫,见表寒里饮证者,宗小青龙汤意加麻黄、桂枝、细辛、干姜散寒化饮;饮郁化热,烦躁而喘,脉浮用小青龙加石膏汤兼清郁热。

2.痰热郁肺

证候:咳逆,喘息气粗,胸部膨满,烦躁不安,痰黄或白,黏稠难咯,或伴身热微恶寒,微汗,口渴,溲黄便干,舌边尖红,苔黄或黄腻,脉滑数。

分析:痰浊内蕴,感受风热或郁久化热,痰热壅肺,故痰黄、黏白难咯;肺热内郁,清肃失司,肺气上逆,则喘咳气逆息粗,胸满;热扰于心,则烦躁;风热犯肺则发热微恶寒,微汗;痰热伤津,则口渴,溲黄,便干;舌红,苔黄或黄腻,脉数或滑数均为痰热内郁之象。

治法:清肺化痰,降逆平喘。

方药:越婢加半夏汤或桑白皮汤。越婢加半夏汤宣泄肺热,用于饮热郁肺,外有表邪,喘咳上气,目如脱状,身热,脉浮大者;桑白皮汤清肺化痰,用于痰热壅肺,喘急胸满,咳吐黄痰或黏白稠厚者。

若痰热内盛,痰黄胶黏,不易咯出者,加瓜蒌皮、鱼腥草、海蛤粉、象贝母、桑白皮等清热化痰利肺;痰鸣喘息,不得平卧者,加射干、葶苈子泻肺平喘;便秘腹满者,加大黄、芒硝,通腑泄热以降肺平喘;痰热伤津,口舌干燥,加天花粉、知母、芦根以生津润燥;阴伤而痰量已少者,酌减苦寒之品,加沙参、麦门冬等养阴。

3.痰蒙神窍

证候:神志恍惚,表情淡漠,谵妄烦躁,撮空理线,嗜睡神昏,或肢体瞤动,抽搐,咳逆喘促,咯痰不爽,舌质暗红或淡紫,苔白腻或淡黄腻,脉细滑数。

分析:痰迷心窍,蒙蔽神机,故见神志恍惚,表情淡漠,谵妄烦躁,撮空理线,嗜睡神昏;肝风内动,则肢体瞤动抽搐;痰浊阻肺,肺虚痰蕴,故咳逆喘促而咯痰不爽;舌质暗红或淡紫,乃心血瘀阻之象;苔白腻或淡黄腻,脉细滑数皆为痰浊内蕴之象。

治法:涤痰开窍,息风醒神。

方药:涤痰汤。本方可涤痰开窍,息风止痉。方中用二陈汤理气化痰;用胆南星清热涤痰,息风开窍;竹茹、枳实清热化痰利膈;菖蒲开窍化痰;人参扶正防脱。

若痰热较盛,烦躁身热,神昏谵语,舌红苔黄者,加黄芩、葶苈子、天竺黄、竹沥以清热化痰;肝风内动,抽搐加钩藤、全蝎、另服羚羊角粉以凉肝息风;瘀血明显,唇甲青紫加桃仁、红花、丹参活血通脉;如热伤血络,见紫斑、咯血,便血色鲜者,配清热凉血止血药,如水牛角、白茅根、生地黄、牡丹皮、紫珠草、地榆等。另外,可选用安宫牛黄丸清心豁痰开窍,每次 1 丸,每天服 2 次。

4.阳虚水泛

证候:心悸,喘咳,咯痰清稀,面浮肢肿,甚则一身悉肿,腹部胀满有水,脘痞纳差,尿少,畏寒,面唇青紫,舌胖质暗,苔白滑,脉沉细。

分析:久病喘咳,肺脾肾亏虚,肾阳虚不能温化水液,水邪泛滥,则面浮肢肿,甚则一身悉肿,腹部胀满有水;水液不归州都之官,则尿少;水饮上凌心肺,故心悸,喘咳,咯痰清稀;脾阳虚衰,健运失职则脘痞纳差;脾肾阳虚,不能温煦则畏寒;阳虚血瘀,则面唇青紫;舌胖质暗,苔白滑,脉沉细为阳虚水泛之象。

治法:温肾健脾,化饮利水。

方药:真武汤合五苓散。真武汤温阳利水,五苓散健脾渗湿利水使水湿由小便而解,两方配伍,可奏温肾健脾,利尿消肿之功。方中用附子、桂枝温肾通阳;茯苓、白术、猪苓、泽泻、生姜健脾利水;赤芍活血化瘀。

若水肿势剧,上凌心肺,见心悸喘满,倚息不得卧者,加沉香、牵牛子、川椒目、葶苈子行气逐水;血瘀甚,发绀明显者,加泽兰、红花、丹参、益母草、北五加皮化瘀行水。

5.肺肾气虚

证候:呼吸浅短难续,声低气怯,甚则张口抬肩,倚息不能平卧,咳嗽,痰白如沫,咯吐不利,心慌胸闷,形寒汗出,面色晦暗,舌淡或暗紫,脉沉细数无力,或结代。

分析:久病咳喘,肺肾两虚,故呼吸浅短难续,声低气怯,甚则张口抬肩,倚息不能平卧;寒饮伏肺,肾虚水泛,则咳嗽痰白如沫,咯吐不利;肺病及心,心气虚弱,故心慌胸闷;阳气虚,则形寒;腠理不固,则汗出;气虚血行瘀滞,则面色晦暗,舌淡或暗紫,脉沉细数无力,或有结代。

治法:补肺纳肾,降气平喘。

方药:平喘固本汤合补虚汤。平喘固本汤补肺纳肾,降气化痰,补虚汤重在补肺益气。方中用党参、人参、黄芪、炙甘草补肺;冬虫夏草、熟地黄、胡桃肉、坎脐益肾;五味子敛肺气;灵磁石、沉香纳气归元;紫菀、款冬、苏子、法半夏、橘红化痰降气。

若肺虚有寒,怕冷,舌质淡,加肉桂、干姜、钟乳石温肺散寒;气虚瘀阻,颈脉动甚,面唇发绀明显者,加当归、丹参、苏木活血化瘀通脉;若肺气虚兼阴伤,低热,舌红苔少者,可加麦冬、玉竹、生地黄、知母等养阴清热。如见面色苍白,冷汗淋漓,四肢厥冷,血压下降,脉微欲绝等喘脱危象者,急用参附汤送服蛤蚧粉或黑锡丹补气纳肾,回阳固脱。病情稳定阶段,可常服皱肺丸。

另外,可选用验方:紫河车1具,焙干研末,装入胶囊,每服3 g,适于肺胀之肾虚者。百合、枸杞子各250 g,研细末,白蜜为丸,每服10 g,日3次,适于肺肾阴虚的肺胀。

三、针灸治疗

(一)基本处方

肺俞、太渊、膻中。

肺俞、太渊为俞原配穴法,宣通肺气,止咳平喘;气会膻中,调气降逆。

(二)加减运用

1.痰浊壅肺证

加中脘、足三里、丰隆以健脾和中、运化痰湿。诸穴针用平补平泻法。

2.痰热郁肺证

加大椎、曲池、丰隆以清化痰热,大椎、曲池针用泻法。余穴针用平补平泻法。

3.痰蒙神窍证

加水沟、心俞、内关以涤痰开窍、息风醒神,针用泻法。余穴用平补平泻法。

4.阳虚水泛证

加肾俞、关元、阴陵泉以振奋元阳、化饮利水。诸穴针用补法,或加灸法。

5.肺肾气虚证

加肾俞、太溪、气海、足三里以滋肾益肺。诸穴针用补法,或加灸法。

（三）其他

1.耳针疗法

取交感、平喘、肺、心、肾上腺、胸，每次取 2～3 穴，毫针刺法，中等刺激，每次留针 15～30 分钟，每天或隔天 1 次，10 次为 1 个疗程。

2.保健灸法

经常艾灸足三里、关元、肺俞、脾俞、肾俞等穴，可增强抗病能力。

第四节　肺　痿

肺痿是指肺叶痿弱不用，临床以咳吐浊唾涎沫为主症，为肺脏的慢性虚损性疾病。《金匮要略心典·肺痿肺痈咳嗽上气病》中说："痿者，萎也，如草木之萎而不荣。"用形象比喻的方法以释其义。

一、源流

肺痿之病名，最早记载于仲景的《金匮要略》。该书将肺痿列为专篇，对肺痿的主症特点、病因、病机、辨证均做了较为系统的介绍。如《金匮要略·肺痿肺痈咳嗽上气病脉证并治》说："寸口脉数，其人咳，口中反有浊唾涎沫者何？师曰：为肺痿之病。""肺痿吐涎沫而不咳者，其人不渴，必遗尿，小便数，所以然者，以上虚不能制下故也。"隋·巢元方在《金匮要略》的基础上，对本病的成因、转归等做了进一步探讨，明确认为是外邪犯肺，或劳役过度，或大汗之后，津液亏耗，肺气受损，壅塞而成。并指出其预后、转归与咳吐涎沫之爽或不爽、小便之利或不利、咽燥之欲饮或不欲饮等都有关联，如"咳唾咽燥欲饮者，必愈；欲咳而不能咳，唾干沫，而小便不利者难治"。唐·孙思邈《千金要方·肺痿门》将肺痿分为热在上焦及肺中虚冷二类，认为"肺痿虽有寒热之分，从无实热之例。"清·李用粹结合丹溪之说，对肺痿的病因病机、证候特点做了简要而系统的归纳。《张氏医通·肺痿》对肺痈和肺痿的鉴别，进行了分析比较，提出"肺痈属在有形之血……肺痿属在无形之气。"

综上所述，历代医家共同认识到肺痿是多种肺系疾病的慢性转归，故常与相关疾病合并叙述，单独立论者较少，并且提示肺痈、肺痨、久嗽、喘哮等伤肺，均有转化成为肺痿的可能。如明·王肯堂将肺痿分别列入咳嗽门和血证门论述，《证治准绳·诸气门》说:"肺痿或咳沫,或咳血,今编咳沫者于此,咳血者入血证门。"《证治准绳·诸血门》还认为"久嗽咳血成肺痿"。戴原礼在《证治要诀·诸嗽门》中提到:"劳嗽有久嗽成劳者,有因病劳久嗽者,其证往来寒热,或独热无寒,咽干嗌痛,精神疲极,所嗽之痰,或脓,或时有血,腥臭异常。"戴氏所指劳嗽之临床表现与肺痿有相似之处。陈实功《外科正宗·肺痈论》中说:"久嗽劳伤,咳吐痰血,寒热往来,形体消削,咯吐瘀脓,声哑咽痛,其候转为肺痿。"指出肺痈溃后,热毒不净,伤阴耗气,可以转为肺痿。唐·王焘《外台秘要·咳嗽门》引许仁则论云:"肺气嗽经久将成肺痿,其状不限四时冷热,昼夜咳常不断,唾自如雪,细沫稠粘,喘息上气,乍寒乍热,发作有时,唇口喉舌干焦,亦有时唾血者,渐觉瘦悴,小便赤,颜色青白,毛耸,此亦成蒸。"说明肺痨久嗽,劳热熏肺,肺阴大伤,进一步发展则成肺痿;它如内伤久咳,或经常喘哮发作,伤津耗气,亦可形成肺痿。

在肺痿的治法方面,《金匮要略·肺痿肺痈咳嗽上气病脉证并治》对肺痿的治疗原则也做了初步的探讨,认为应以温法治之。清·李用粹《证治汇补·胸膈门》说:"治宜养血润肺,养气清金。"喻嘉言《医门法律》对本病的理论认识和治疗原则做了进一步的阐述,此后,有的医家主张用他创制的清燥救肺汤治疗虚热肺痿。张璐在其《张氏医通·肺痿》按喻嘉言之论将肺痿的治疗要点概括为"缓而图之,生胃津,润肺燥,下逆气,开积痰,止浊唾,补真气",旨在"以通肺之小管","以复肺之清肃。"这些证治要点,理义精深,非常切合实用。

在肺痿的选方用药方面,《金匮要略》设甘草干姜汤以温肺中虚冷。唐·孙思邈《千金要方·肺痿门》指出虚寒肺痿可用生姜甘草汤、甘草汤,虚热肺痿可用炙甘草汤、麦门冬汤、白虎加人参汤,对《金匮要略》的治法,有所补充。清·李用粹《证治汇补·胸膈门》主张根据本病的不同阶段分别施治:"初用二地二冬汤以滋阴,后用门冬清肺饮以收功。"沈金鳌《杂病源流犀烛·肺病源流》进一步对肺痿的用药忌宜等做了补充,他说:"其症之发,必寒热往来,自汗,气急,烦闷多唾,或带红线脓血,宜急治之,切忌升散辛燥温热。大约此证总以养肺、养气、养血、清金降火为主。"可谓要言不烦。

二、病因、病机

本病病因可分久病损肺和误治津伤两个方面,而以前者为主。病变机理为肺虚津气失于濡养所致。

(一)久病损肺

如痰热久嗽,热灼阴伤;或肺痨久嗽,虚热内灼,耗伤阴津;肺痈余毒未清,灼伤肺阴;或消渴津液耗伤;或热病之后,邪热伤津,津液大亏,以致热壅上焦,消灼肺津,变生涎沫,肺燥阴竭,肺失濡养,日渐枯萎。若大病久病之后,耗伤阳气;或内伤久咳,冷哮不愈,肺虚久喘等,肺气日耗,渐伤及阳;或虚热肺痿日久,阴伤及阳,亦可致肺虚有寒,气不化津,津液失于温摄,反为涎沫,肺失濡养,肺叶渐痿不用。此即《金匮要略》所谓"肺中冷"之类。

(二)误治津伤

因医者误治,滥用汗、吐、下等治法,重亡津液,肺津大亏,肺失濡养,发为肺痿。如《金匮要略·肺痿肺痈咳嗽上气病脉证并治》说:"热在上焦者,因咳为肺痿,肺痿之病……或从汗出,或从呕吐,或从消渴,小便利数,或从便难,又被快药下利,重亡津液,故得之。"

综上所述,本病总由肺虚,津气大伤,失于濡养,以致肺叶枯萎。其病位在肺,但与脾、胃、肾等脏腑密切相关。脾虚气弱,无以生化、布散津液,或胃阴耗伤,胃津不能上输养肺,土不生金,均可致肺燥津枯,肺失濡养;久病及肾,肾气不足,气化失司,气不化津,或因肾阴亏耗,肺失濡养,亦可发为肺痿。

因发病机制的不同,肺痿有虚热、虚寒之分。虚热肺痿,一为本脏自病所转归,一由失治误治,或他脏之病导致。因热在上焦,消灼津液,阴虚生内热,津枯则肺燥,肺燥且热,清肃之令不行,脾胃上输之津液转从热化,煎熬而成涎沫,或因脾阴胃液耗伤,不能上输于肺,肺失濡养,遂致肺叶枯萎。虚寒肺痿为肺气虚冷,不能温化布散脾胃上输之津液,反而聚为涎沫,复因治节无权,上虚不能制下,膀胱失于约束,而小便不禁。《金匮要略心典·肺痿肺痈咳嗽上气病》说:"盖肺为娇脏,热则气灼,故不用而痿;冷则气沮,故亦不用而痿也。遗尿,小便数者,肺金不用而气化无权,斯膀胱无制而津液不藏也。"指出肺主气化,为水之上源,若肺气虚冷,不能温化,固摄津液,由气虚导致津亏,肺失濡养,亦可渐致肺叶枯萎不用。

三、诊断

(1)有反复发作的特点。

(2)有肺系内伤久咳病史,如痰热久嗽,或肺痨久咳,或肺痈日久,或冷哮久延等。

(3)临床表现以咳吐浊唾涎沫、胸闷气短为主症。

四、病证鉴别

肺痿为多种慢性肺系疾病转化而来,既应注意肺痿与其他肺系疾病的鉴别,又要了解其相互联系。

(一)肺痈

肺痿以咳吐浊唾涎沫为主症,而肺痈以咳则胸痛,吐痰腥臭,甚则咳吐脓血为主症。虽然均为肺中有热,但肺痈属实,肺痿属虚,肺痈失治久延,可以转为肺痿。

(二)肺痨

肺痨主症为咳嗽,咳血,潮热,盗汗等,与肺痿有别。肺痨后期可以转为肺痿重症。

五、辨证

(一)辨证要点

主要辨虚热虚寒,虚热证易火逆上气,常伴咳逆喘息,虚寒证常见上不制下,小便频数或遗尿。

(二)辨证候

1.虚热证

咳吐浊唾涎沫,其质较黏稠,或咳痰带血,咳声不扬,甚则音哑,气急喘促,口渴咽燥,午后潮热,形体消瘦,皮毛干枯,舌红而干,脉虚数。

病机分析:肺阴亏耗,虚火内炽,肺失肃降,则气逆咳喘。热灼津液成痰,故咯吐浊唾涎沫,其质黏稠。燥热伤津,津液不能濡润上承,故咳声不扬,音哑,咽燥,口渴。阴虚火旺,灼伤肺络,则午后潮热,咯痰带血。阴津枯竭,内不能洒陈脏腑,外不能充身泽毛,故形体消瘦,皮毛干枯。舌红而干,脉虚数,乃是阴枯热灼之象。

2.虚寒证

咯吐涎沫,其质清稀量多,不渴,短气不足以息,头眩,神疲乏力,食少,形寒,小便数,或遗尿,舌质淡,脉虚弱。

病机分析:肺气虚寒,气不化津,津反为涎,故咯吐多量清稀涎沫。阴津未伤故不渴。肺虚不能主气,则短气不足以息。脾肺气虚则神疲食少。清阳不升故头眩。阳不卫外则形寒。上虚不能制下,膀胱失约,故小便频数或遗尿。舌质淡,脉虚弱,皆属气虚有寒之象。

3.寒热夹杂证

虚热及虚寒证候可以同时出现,或虚热证候较多,或虚寒证候较多,如咳唾脓血,咽干口燥,同时又有下利肢凉,形寒气短等,即是上热下寒之证。其他情况亦可出现,可根据临床证候分析。

六、治疗

(一)治疗要点

治疗总以补肺生津为原则。虚热证,治当生津清热,以润其枯;虚寒证,治当温肺益气,而摄涎沫。寒热夹杂证,治当寒热平调,温清并用。

临床以虚热证为多见,但久延伤气,亦可转为虚寒证。治应时刻注意保护津液,重视调理脾肾。脾胃为后天之本,肺金之母,培土有助于生金;肾为气之根,司摄纳,温肾可以助肺纳气,补上制下。不可妄投燥热之药,以免助火伤津,亦忌苦寒滋腻之品碍胃,切勿使用峻剂驱逐痰涎。

(二)分证论治

1.虚热证

治法:滋阴清热,润肺生津。

方药:麦门冬汤合清燥救肺汤加减。前方润肺生津,降逆下气,用于咳嗽气逆,咽喉干燥不利,咯痰黏浊不爽。后方养阴润燥,清金降火,用于阴虚燥火内盛,干咳痰少,咽痒气逆。

药用麦门冬滋阴润燥;太子参益气生津;甘草、大枣、粳米甘缓补中;伍入半夏下气降逆,止咳化痰,以辛燥之品,反佐润燥之功;桑叶、石膏清泄肺经燥热;阿胶、麦冬、胡麻仁以滋肺养阴;杏仁、枇杷叶可化痰止咳。

如火盛,出现虚烦、咳呛、呕逆者,则去大枣,加竹茹、竹叶清热和胃降逆。如咳吐浊黏痰,口干欲饮,则可加天花粉、知母、川贝母清热化痰。津伤甚者加沙参、玉竹以养肺津。潮热加银柴胡、地骨皮以清虚热,退蒸。

2.虚寒证

治法:温肺益气。

方药:甘草干姜汤或生姜甘草汤加减。前方甘辛合用,甘以滋液,辛以散寒。后方则以补脾助肺,益气生津为主。

药用甘草入脾益肺,取甘守津回之意;干姜温肺脾,使气能化津,水谷归于正化,则吐沫自止。肺寒不著者亦可改用生姜以辛散宣通,并取人参、大枣甘温补脾,益气生津。

另可加白术、茯苓增强健脾之功;尿频、涎沫多者加煨益智仁;喘息、短气可配钟乳石、五味子,另吞蛤蚧粉。

3.寒热夹杂证

治法:寒热平调,温清并用。

方药:麻黄升麻汤加减。本方温肺散寒与清热润肺并用,适合于寒热夹杂,肺失润降之咽喉不利,咳唾脓血等症。

药用麻黄、升麻以发浮热;用当归、桂枝、生姜以散其寒;用知母、黄芩寒凉清其上热;用茯苓、白术以补脾;用白芍以敛逆气;用葳蕤、麦冬、石膏、甘草以润肺除热。

七、单方验方

(1)紫河车1具,研末,每天1次,每服3g,适用于虚寒肺痿。

(2)熟附片、淫羊藿、黄芪、白术、党参各9g,补骨脂12g,茯苓、陈皮、半夏各6g,炙甘草4.5g,用于虚寒肺痿。

(3)山药30g,太子参15g,玉竹15g,桔梗9g,用于肺痿气虚津伤者。

(4)百合30g煮粥,每天1次,适用于虚热肺痿。

(5)银耳15g,冰糖10g,同煮内服,适用于虚热肺痿。

(6)冬虫夏草10~15g,百合15g,鲜胎盘半个,鲜藕50g,隔水炖服,隔天1次,连服10~15次为一疗程。

(7)新鲜萝卜500g,白糖适量。将萝卜洗净切碎,用洁净纱布绞取汁液,加白糖调服。每天1次,常服。

(8)夏枯草15~25g,麦冬15g,白糖50g。先将夏枯草、麦冬用水煎10~15分钟,再加白糖煮片刻,代茶饮,每天1剂,常服。用于虚热肺痿。

八、中成药

(一)六味地黄丸

1.功能与主治

滋阴补肾。用于虚热肺痿。

2.用法与用量

口服,每次8粒,每天3次。

(二)金匮肾气丸

1.功能与主治

温补肾阳。用于虚寒肺痿。

2.用法与用量

口服,每次8粒,每天3次。

(三)补中益气口服液

1.功能与主治

补中益气,升阳举陷。用于肺痿脾胃气虚,见发热、自汗、倦怠等症者。

2.用法与用量

口服,每次 1 支,每天 3 次。

(四)参苓白术散

1.功能与主治

益气健脾,和胃渗湿。用于肺痿脾胃虚弱,见食少便溏,或吐或泻,胸脘胀闷,四肢乏力等症者。

2.用法与用量

口服,每次 5 g,每天 3 次。

(五)琼玉膏

1.功能与主治

滋阴润肺,降气安神。用于虚热肺痿。

2.用法与用量

口服,每次 1 勺,每天 2 次。

九、其他疗法

艾条点燃,对准足三里穴,并保持一定距离,使局部有温热感、皮肤微红为度。艾灸时间一般为 10～15 分钟,每天 1 次。用于虚寒肺痿。

第五节 哮 病

哮病是由于宿痰伏肺,遇诱因引触,导致痰阻气道,气道挛急,肺失肃降,肺气上逆所致的发作性痰鸣气喘疾病。发时喉中哮鸣有声,呼吸气促困难,甚则喘息不能平卧。

一、病因、病机

哮病的发生,乃宿痰内伏于肺,复因外感、饮食、情志、劳倦等诱因引触,以致痰阻气道,气道挛急,肺失肃降,肺气上逆所致。

(一)外邪侵袭

外感风寒或风热之邪,未能及时表散,邪气内蕴于肺,壅遏肺气,气不布津,聚液生痰而成哮病之因。

(二)饮食不当

饮食不节致脾失健运,饮食不归正化,水湿不运,痰浊内生,上干于肺,壅阻肺气而发哮病。

(三)情志失调

情志不遂。肝气郁结,木不疏土;或郁怒伤肝,肝气横逆,木旺乘土均可致脾失健运,失于转输,水湿蕴成痰浊,上干于肺,阻遏肺气,发生哮病。

(四)体虚病后

素体禀赋薄弱,体质不强,或病后体弱(如幼年患麻疹、顿咳,或反复感冒,咳嗽日久等)导致肺、脾、肾虚损,痰浊内生,成为哮病之因。若肺气耗损,气不化津,痰饮内生;或阴虚火盛,热蒸液聚,痰热胶固;脾虚水湿不运,肾虚水湿不能蒸化,痰浊内生,均成为哮病之因。

哮病的病理因素以痰为根本,痰的产生责之于肺不能布散津液、脾不能转输精微、肾不能蒸化水液,以致津液凝聚成痰,伏藏于肺,成为哮病发生的"夙根"。此后每遇气候突变、饮食不当、情志失调、劳累过度等诱因导致气机逆乱而发作。

二、辨证论治

(一)辨证要点

1.辨已发未发

哮病发作期和缓解期临床表现不同,发作期以喉中哮鸣有声,呼吸气促困难,甚则喘息不能平卧等为典型临床表现。缓解期无典型症状,若病程日久,反复发作,导致身体虚弱,平时可有轻度症状,而以肺、脾、肾虚损为主要表现,或肺气虚、或肺气阴两虚、或脾气虚、肾气虚、肺脾气虚、肺肾两虚等。

2.辨证候虚实

哮病属邪实正虚之证,发作时以邪实为主,症见呼吸困难,呼气延长,喉中痰鸣有声,痰黏量少,咯吐不利,甚则张口抬肩,不能平卧,端坐俯伏,胸闷窒塞,烦躁不安,或伴寒热,苔腻,脉实。未发时以正虚为主,肺虚者,气短声低,咯痰清稀色白,喉中常有轻度哮鸣音,自汗恶风;脾虚者,食少,便溏,痰多;肾虚者,平素短气息促,动则为甚,吸气不利,腰酸耳鸣。

3.辨痰性质

发作期痰阻气道,气道挛急,肺失肃降,以邪实为主,痰有寒痰、热痰、痰湿之异,分别引起寒哮、热哮、痰哮。一般寒哮内外皆寒,其证喉中哮鸣如水鸡声,咳痰清稀,或色白如泡沫,口不渴,舌质淡,苔白滑,脉浮紧;热哮痰热壅盛,其证喉中痰鸣如吼,胸高气粗,咳痰黄稠胶黏,咯吐不利,口渴喜饮,舌质红,苔黄腻,脉滑数。寒热征象不明显,喘咳胸满,但坐不得卧,痰涎涌盛,喉如曳锯,咯痰黏腻难出者,为痰哮。

(二)类证鉴别

喘证:与哮病的病因病机不同,喘证由外感六淫,内伤饮食、情志,或劳欲、久病,致邪壅于肺,宣降失司所致,或肺不主气,肾失摄纳而成;哮病乃宿痰伏肺,遇诱因引触,致痰阻气道,气道挛急,肺失肃降而成。临床表现亦有明显区别,哮病与喘证都有呼吸急促的表现,但哮必兼喘,而喘未必兼哮。哮指声响言,喉中有哮鸣声,是一种反复发作的独立性疾病;喘指气息言,为呼吸气促困难,是多种急慢性疾病的一个症状。

(三)治疗原则

发时治标,平时治本为哮病治疗的基本原则。发时攻邪治标,祛痰利气,寒痰宜温化宣肺,热痰当清化肃肺,痰浊壅肺应去壅泻肺,风痰当祛风化痰,表证明显者兼以解表;反复日久,正虚邪实者又当攻补兼顾,不可拘泥;平时扶正治本,阳气虚者应温补,阴虚者宜滋养,分别采取补肺、健脾、益肾等法,以冀减轻、减少或控制其发作。

(四)分证论治

1.发作期

(1)寒哮。

证候:呼吸急促,喉中哮鸣有声,胸膈满闷如塞。咳不甚,痰少咯吐不爽,或清稀呈泡沫状,口不渴,或渴喜热饮,面色晦暗带青,形寒怕冷。或小便清,天冷或受寒易发,或恶寒、无汗、身痛。舌质淡、苔白滑。脉弦紧或浮紧。

治法:温肺散寒,化痰平喘。

方药:射干麻黄汤。若病久,本虚标实,当标本同治,温阳补虚,降气化痰,用苏子降气汤。

(2)热哮。

证候:气粗息涌,喉中痰鸣如吼,胸高胁胀。咳呛阵作,咳痰色黄或白,粘浊稠厚,咯吐不利,烦闷不安,不恶寒,汗出,面赤,口苦,口渴喜饮。舌质红,舌苔黄腻,脉滑数或弦滑。

治法:清热宣肺,化痰定喘。

方药:定喘汤。若病久痰热伤阴,可用麦门冬汤加沙参、冬虫夏草,川贝母、天花粉。

(3)痰哮。

证候:喘咳胸满,但坐不得卧,痰涎涌盛,喉如曳锯,咯痰黏腻难出。呕恶,纳呆。口黏不渴,神倦乏力,或胃脘满闷,或便溏,或胸胁不舒,或唇甲青紫。舌质淡或淡胖,或舌质紫暗或淡紫,舌苔厚浊,脉滑实或带弦、涩。

治法:化浊除痰,降气平喘。

方药:二陈汤合三子养亲汤。如痰涎涌盛者,可合用葶苈大枣泻肺汤泻肺除壅;若兼意识朦胧,似清似昧者,可合用涤痰汤涤痰开窍。

2.缓解期

(1)肺虚。

证候:气短声低,咯痰清稀色白,喉中常有轻度哮鸣音,每因气候变化而诱发。面色㿠白,平素自汗,怕风,易感冒,发前喷嚏频作,鼻塞流清涕。舌质淡,苔薄白。脉细弱或虚大。

治法:补肺固卫。

方药:玉屏风散。

(2)脾虚。

证候:气短不足以息,少气懒言,平素食少脘痞,痰多,便溏,倦怠无力,面色萎黄不华,或食油腻易腹泻,或泛吐清水,畏寒肢冷,或少腹坠感,脱肛。舌质淡,苔薄腻或白滑,脉象细软。

治法:健脾化痰。

方药:六君子汤。若脾阳不振,形寒肢冷,便溏者,加桂枝、干姜或合用理中丸以振奋脾阳;若中气下陷,见便溏,少腹下坠,脱肛等,则可改用补中益气汤。

(3)肾虚。

证候:平素短气息促,动则为甚,吸气不利,劳累后喘哮易发。腰酸腿软,脑转耳鸣。或畏寒肢冷,面色苍白;或颧红,烦热,汗出黏手。舌淡胖嫩,苔白;或舌红苔少。脉沉细或细数。

治法:补肾摄纳。

方药:金匮肾气丸或七味都气丸。阴虚痰盛者,可用金水六君煎滋阴化痰。

第六节 喘 证

喘证以呼吸困难,甚则张口抬肩,鼻翼翕动,难以平卧为特征,是肺系疾病常见症状之一,多由邪壅肺气,宣降不利或肺气出纳失常所致。

西医学中的喘息性支气管炎、肺部感染、肺气肿、慢性肺源性心脏病、心源性哮喘等,均可参照本节进行辨证治疗。

一、病因、病机

(一)外邪犯肺

外感风寒、风热之邪,或肺素有痰饮,复感外邪,卫表闭塞,肺气壅滞,宣降失常,肺气上逆而喘。

(二)痰浊内蕴

恣食肥甘油腻,过食生冷或嗜酒伤中,脾失健运,湿浊内生,聚湿成痰,上渍于肺,阻遏气道,肃降失常,气逆而喘。

(三)久病劳欲

久病肺虚,劳欲伤肾,肺肾亏损,气失所主,肾不纳气,肺气上逆而喘。

二、辨证论治

喘证的辨证,重在辨虚实寒热。实喘一般起病急,病程短,呼吸深长有余,气粗声高,脉有力;虚喘多起病缓慢,病程长,呼吸短促难续,气怯声低,脉无力;热喘胸高气粗,痰黄黏稠难咯,面赤烦躁、唇青鼻扇,舌红苔黄腻、脉数;寒喘面白唇青,痰涎清稀,舌苔白、脉迟。

治疗原则:实证祛邪降逆平喘,虚证培补摄纳平喘。

(一)实喘

1.风寒束肺

(1)证候:咳喘胸闷,痰稀色白,初起多兼恶寒发热,头痛无汗,身痛等表证,舌苔薄白,脉浮紧。

(2)治法:祛风散寒,宣肺平喘。

(3)方药:麻黄汤加减。方中麻黄、桂枝辛温发汗,散寒解表,宣肺平喘;杏仁、甘草降气化痰。若表寒不重,可去桂枝,即为宣肺平喘之三拗汤;痰白清稀量多起沫加细辛、生姜温肺化痰;痰多胸闷甚者加半夏、陈皮、白芥子理气化痰。

2.风热袭肺

(1)证候:喘促气粗,痰黄而黏稠,身热烦躁,口干渴,汗出恶风,舌质红,苔薄黄,脉浮数。

(2)治法:祛风清热,宣肺平喘。

(3)方药:麻杏石甘汤加减。方中麻黄、石膏相使为用疏风清热,宣肺平喘;杏仁、甘草化痰利气。若痰多黏稠、烦闷者加黄芩、桑白皮、知母、瓜蒌皮、鱼腥草,增强清热泻肺化痰之力;大便秘结者加大黄、枳实泻热通便;喘甚者加葶苈子、白果化痰平喘。

3.痰浊壅肺

(1)证候:喘咳痰多,胸闷,呕恶,纳呆,口黏不渴,舌淡胖有齿痕,苔白厚腻,脉缓滑。

(2)治法:燥湿化痰,降逆平喘。

(3)方药:二陈汤合三子养亲汤加减。方中陈皮、半夏、茯苓、甘草燥湿化痰,理气和中;莱菔子、苏子、白芥子化痰降逆平喘,二方合用效专力宏。若痰涌、便秘、喘不能卧加葶苈子、大黄涤痰通便。

(二)虚喘

1.肺气虚

(1)证候:喘促气短,咳声低弱,神疲乏力,自汗畏风,痰清稀,舌淡苔白,脉缓无力。

(2)治法:补肺益气定喘。

(3)方药:补肺汤合玉屏风散加减。方中人参、黄芪补益肺气;白术、甘草健脾补中助肺;五味子、紫菀、桑白皮化痰止咳,敛肺定喘;防风助黄芪益气护表。若兼见痰少质黏,口干,舌红少津,脉细数者,为气阴两虚。治宜益气养阴,敛肺定喘。方用生脉散加沙参、玉竹、川贝母、桑白皮、百合养阴益气滋肺。

2.肾气虚

(1)证候:喘促日久,气不得续,动则尤甚,甚则张口抬肩,腰膝酸软,舌淡苔白,脉沉弱。

(2)治法:补肾纳气平喘。

(3)方药:七味都气丸合参蛤散加减。方中熟地黄、山茱萸、山药、牡丹皮、泽泻、茯苓、五味子补肾纳气;人参大补元气,蛤蚧肺肾两补,纳气平喘。

3.喘脱

(1)证候：喘逆加剧，张口抬肩，鼻扇气促，不能平卧，心悸，烦躁不安，面青唇紫，汗出如珠，手足逆冷，舌淡苔白，脉浮大无根。

(2)治法：扶阳固脱，镇摄纳气。

(3)方药：参附汤送服黑锡丹。方中人参、附子回阳固脱、救逆；黑锡丹降气定喘。

三、针灸治疗

(一)实喘

尺泽、列缺、天突、大柱，针刺，用泻法。

(二)虚喘

鱼际、定喘、肺俞，针刺，用补法，可加灸。

(三)喘脱

定喘、肺俞、关元、神阙，用灸法。

四、护理与预防

饮食宜清淡而富有营养，忌油腻酒醪及辛热助湿生痰动火食物。室内空气要保持新鲜，避免烟尘刺激。痰多者要注意排痰，保持呼吸道通畅。慎起居，适寒温，节饮食，薄滋味，戒烟酒，节房事。适当参加体育活动，增强体质。保持良好的心态。

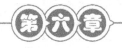

肝胆系病证

第一节 肝 著

一、临床诊断

(一)症状与体征

(1)上腹右胁下部发生疼痛,有胀痛、刺痛、隐痛、剧痛等不同疼痛性质,可伴有右上腹部压痛。

(2)常伴食欲缺乏,厌食油腻,腹胀,恶心呕吐,嘈杂,泛酸,嗳气等上消化道症状。

(3)起病缓慢,多反复发作,发病多有诱因,如饱餐油腻,情绪焦躁、暴怒,过度劳累等。

(二)辅助检查

消化系统彩超、放射检查,肝功能、肝炎系列、病毒定量检测等理化检查有明确的病毒性肝病、脂肪肝、胆囊炎等疾病,并排除其他引起上腹部疼痛的疾病。

二、病证鉴别

(一)肝著与真心痛

真心痛是心经病变所引起的心痛证,相当于西医学的急性冠脉综合征。真心痛多见于中老年人,有时可出现上腹痛,但多有高血压、糖尿病等病史,主要表现为起病较急,当胸而痛,且多为刺痛,有压榨感,动辄加重,痛引肩背,常伴心悸气短、汗出肢冷,病情危急。正如《灵枢·厥论》曰:"真心痛,手足青至节,心痛甚,旦发夕死,夕发旦死。"其病变部位、疼痛程度与特征、伴随症状及其预后等方面,与肝著有明显区别。

(二)肝著与腹痛

腹痛是以胃脘以下,耻骨毛际以上部位疼痛为主症,多相当于西医学的急、慢性胰腺炎以及外科急腹症(包括肠梗阻、腹膜炎、肠穿孔、宫外孕等),肝著以上腹部右胁下发生疼痛,有胀痛、刺痛、隐痛、剧痛等不同疼痛性质,可伴有上腹部压痛。这就要从其疼痛的主要部位和如何起病来加以辨别。

(三)肝著与肠痈

肠痈(急性阑尾炎)病变初起,多表现为突发性胃脘部疼痛,随着病情的变化,很快由胃脘部转移至右下腹部疼痛为主,且痛处拒按,腹皮拘急,右腿屈曲不伸,转侧牵引则疼痛加剧,多可伴有恶寒、发热、便秘等症。肝著患者之疼痛始终局限于右胁下,一般无发热。

(四)肝著与胃癌

胃癌多以胃痛为主要症状,可伴呕血、黑便、消瘦等证。如胃痛日久,反复发作,伴消瘦、呕血、黑便等症者,更需详细询问病史,注意体格检查(包括左锁骨上淋巴结的触诊),同时及时行上消化道钡餐造影和电子胃镜等检查以明确诊断。

(五)西医鉴别诊断

(1)经电子胃镜、上消化道钡餐检查,可与急、慢性胃炎,胃十二指肠溃疡病,胃黏膜脱垂、胃癌做鉴别诊断。

(2)血常规、腹部 X 线检查可与肠梗阻、肠穿孔等做鉴别诊断。

(3)心肌酶谱、肌钙蛋白、心电图检查可与心绞痛、心肌梗死做鉴别诊断。

三、病机转化

肝著的病位主要在肝胆,其病因病机除气滞血瘀,直伤肝胆,同时和脾胃、肾、心有关。实证以气滞、血瘀、湿热为主,虚证多属阴血亏损,肝失所养。

(一)肝气郁结

情志抑郁,或暴怒伤肝,肝失条达,疏泄不利,气阻络痹,而致肝著。

(二)瘀血停着

气郁日久,血流不畅,瘀血停积,胁络痹阻出现肝著;或强力负重,胁络受伤,瘀血停留,阻塞胁络,致使肝著。

(三)肝胆湿热

外湿内侵,或饮食所伤,脾失健运,痰湿中阻,气郁化热,肝胆失其疏泄,导致肝著。

(四)肝阴不足

久病或劳欲过度,精血亏损,肝阴不足,血虚不能养肝,使脉络失养,亦能导致肝著。

四、辨证论治

(一)辨证思路

1.辨虚实

一般来说,病程短,病势急,因肝郁气滞、血瘀痹阻或外感湿热之邪所致的肝著属实,症见疼痛剧烈,脉弦实有力。病程长、病势缓,因肝血不足、络脉失养所致属虚,症见疼痛隐隐,久久不解而喜按,脉弦细无力。

2.辨气血

一般来说,气滞以胀痛为主,且游走不定,痛无定处,时轻时重,症状的轻重每与情绪变化有关;血瘀以刺痛为主,且痛处不移,疼痛持续不已,局部拒按,入夜尤甚。

3.辨外感、内伤

外感是由湿热外邪侵犯肝胆,肝胆失于疏泄条达而致,伴有寒热表证,且起病急骤,同时可出现恶心、呕吐或目睛发黄、小便黄等症状,舌质红,苔黄腻,脉浮数或滑数;内伤是由肝郁气滞,瘀血内阻,或肝阴不足所引起,不伴有恶寒、发热的表证,且其病缓,病程长。

(二)治疗原则

肝著的治疗原则应根据"柔肝疏肝""活血化瘀""软坚散结""清利湿热""化痰"的理论,结合肝胆的生理特点,灵活运用。实证宜用理气、活血;虚证宜用滋阴、柔肝。

(三)分证论治

1.肝气郁结

(1)症状:以胀痛为主,走窜不定,疼痛每因情绪而增减,胸闷气短,食少纳呆,嗳气频作,苔薄,脉弦。

(2)病机分析:肝气失于条达,阻于脉络,故胁肋胀痛。气属无形,时聚时散,聚散无常,故疼痛走窜不定。情志变化与气之郁结关系密切,故疼痛随情志变化而有所增减。肝经气机不畅,故胸闷气短。肝气横逆,易犯脾胃,胃气上逆故食少嗳气。脉弦为肝郁之象。

(3)治法:疏肝理气。

(4)代表方药:柴胡疏肝散加减。方中柴胡疏肝,配香附、枳壳、陈皮以理气;川芎活血;芍药、甘草以缓急止痛。

(5)加减:胁痛重者,酌加青皮、川楝子、郁金以增强理气止痛的作用。若气郁化火,症见胁肋掣痛,心急烦躁,口干口苦,尿频便秘,舌红苔黄,脉弦数,可去川芎,加牡丹皮、栀子、黄连、川楝子、延胡索等以清肝理气、活血止痛。若气郁化火伤阴,症见胁肋隐痛,遇劳加重,心烦头晕,睡眠欠佳,舌红苔薄,少津,脉弦细数,可去川芎,加当归、何首乌、枸杞子、丹皮、栀子、菊花等以滋阴清热。若肝气横逆,脾失健运,症见胁痛肠鸣腹泻者,可加白术、泽泻、薏苡仁等以健脾止泻。若胃失和降,症见恶心呕吐者,可加陈皮、半夏、藿香、砂仁、苏叶、生姜等以降逆行气和胃止呕。

2.瘀血停着

(1)症状:以刺痛为主,痛有定处,入夜更甚,胁下或见癥块,舌质紫暗,脉沉弦涩。

(2)病机分析:肝郁日久,气滞血瘀,或跌仆损伤,致瘀血停着,痹阻脉络,故胁痛如刺,痛处不移,入夜尤甚。郁结停滞,积久不散,则渐成癥块。舌质紫暗,脉沉弦涩,均属血瘀内停之象。

(3)治法:祛瘀通络。

(4)代表方药:旋覆花汤加减。方中茜草活血通经,旋覆花理气止痛。

(5)加减:方中可酌加郁金、桃仁、元胡、当归尾等以增强理气活血之力。若瘀血较重者,可用复原活血汤加减以活血祛瘀,通经活络。方中大黄、山甲、桃仁、红花破瘀散结、当归养血行瘀;柴胡疏肝行气,引药入经。若胁下有癥块,而正气未衰者,可加三棱、莪术、土鳖虫等以增强破瘀消坚之力。

3.肝胆湿热

(1)症状:胁痛,口苦,胸闷,纳呆,恶心、呕吐,目赤或目黄,身黄,小便黄赤,舌苔黄腻,脉弦滑数。

(2)病机分析:湿热蕴结于肝胆,肝络失和,胆不疏泄,故胁痛,口苦。湿热中阻,升降失常,故胸闷、纳呆,恶心、呕吐。肝开窍于目,肝火上炎,则目赤。湿热交蒸,胆汁不循常道而外溢,可出现目黄、身黄、小便黄赤。舌苔黄腻,脉弦滑数,均为肝胆湿热之象。

(3)治法:清热利湿。

(4)代表方药:龙胆泻肝汤加减。方中以龙胆草泻肝胆湿热,栀子、黄芩清热泻火,木通、泽泻、车前子清热利湿。

(5)加减:可酌加川楝子、青皮、郁金、半夏等以疏肝和胃,理气止痛。若发热黄疸者,可加茵陈、黄柏以清热利湿除黄。若湿热煎熬,结成砂石,阻滞胆道,症见胁肋剧痛,连及肩背者,可加金钱草、郁金、鸡内金、海金沙、乌药等以利胆排石。若热盛伤津,大便秘结,腹部胀满者,可加大黄、芒硝以泄热通便。

4.肝阴不足

(1)症状:胁肋隐痛,悠悠不休,遇劳加重,口干咽燥、心中烦热,失眠,头晕目眩,舌红少苔,脉弦细而数。

(2)病机分析:肝郁日久化热,耗伤肝阴,或久病体虚,精血亏损,不能濡养肝络,故胁肋隐痛,悠悠不休,遇劳加重。阴虚易生内热,故口干咽燥,心中烦热,失眠。精血亏虚,不能上荣,故头晕目眩。舌红少苔,脉弦细而数,均为阴虚内热之象。

(3)治法:养阴柔肝。

(4)代表方药:一贯煎加减。方中生地黄、枸杞子滋养肝肾以滋水涵木,沙参、麦冬滋养肺肾以扶金制木,当归养肝血,川楝子理肝气。

(5)加减:若心中烦热,失眠可加焦栀子、炒酸枣仁、柏子仁以清热安神;若头晕目眩可加黄精、女贞子、墨旱莲、菊花以益肾清肝。

(四)其他疗法

1.单方验方

(1)青黛、明矾,共研细末,装入胶囊,每次2粒,每天3次,口服,具有清热退黄的作用。可用于黄疸经久不退,特别是淤胆型肝炎的患者。

(2)大黄甘草汤:生甘草10 g,生大黄15 g(后下)。水煎,每天1剂,分2次服,用于急性病毒性肝炎。

(3)茵板合剂:茵陈蒿15 g,板蓝根35 g。水煎2次,将药汁一起浓煎至200 mL,加白糖,每次100 mL,每天2次。主治急性黄疸性肝炎。

(4)降酶合剂:贯众15 g,牡丹皮20 g,败酱草30 g,茯苓20 g。用于慢性肝炎谷丙转氨酶升高者。

(5)复方水飞蓟蜜丸:水飞蓟、五味子各半,制成蜜丸,每丸含生药10 g,每次1丸,天3次。用于慢性肝炎血清丙氨酸氨基转移酶升高者。

(6)茅根木贼汤:白茅根15 g,木贼草15 g,板蓝根30 g,水煎服。适用于小儿急性肝炎,梗阻性黄疸。

(7)木瓜冲剂:木瓜生药 15 g,加蔗糖制成粉末颗粒,包装成药品备用。每次1～2包。主治急性黄疸性肝炎。

(8)泥鳅数条,放烘箱内烘干(温度 100 ℃为宜),研成粉末。每服 10～12 g,每天 3 次,饭后服。功能清热祛湿,退黄解毒。适用于急性黄疸性肝炎。

(9)柳芽 10 g,开水冲泡代茶频饮。具有清热、利尿、解毒功效。适用于黄疸型肝炎。

(10)车前草 30 g,煎服,每天 1 剂。用治于急性黄疸性肝炎。

(11)田基黄、蟛蜞菊,煎服,每天 1 剂。用于急性肝炎、慢性活动性肝炎。

(12)鸡骨草 30～60 g,煎服。用于退黄。

(13)垂盆草 30 g,水煎服,每天 1 次,连服 2 周为 1 个疗程。适用于各型肝炎引起的胁痛。

2.针灸疗法

(1)实证:取厥阴、少阳经穴为主。毫针刺用泻法。

处方:期门、支沟、阳陵泉、足三里、太冲。

方义:肝与胆为表里,厥阴、少阳之脉,同布于胁肋。故取期门、太冲循经远取支沟、阳陵泉以疏肝胆经气,使气血畅通,奏理气止痛之功。佐以足三里和降胃气而消痞。

(2)虚证:取背俞穴和足厥阴经穴为主。毫针刺用补法,或平补平泻。

处方:肝俞、肾俞、期门、行间、足三里、三阴交。

方义:肝阴血不足,取肝俞、肾俞,用补法可充益肝肾之阴。期门为肝之募穴,近取以理气。行间为肝之荥穴,用平泻法以泻络中虚热。配足三里、三阴交扶助脾胃,以滋生化之源。

第二节　肝　　癖

一、临床诊断

(一)症状与体征

(1)肝区疼痛或胀闷,或仅有右侧胁肋部轻微不适感。

(2)常伴疲乏,腹胀不适,纳呆,口黏口苦,恶心,嗳气,泛酸等消化系统症状,形体多肥胖。

(3)起病多缓慢,多有过食肥甘厚腻,长期饮酒,体力劳动及体育锻炼较少等不良生活习惯。

(4)右肋下可触及稍肿大之肝脏,表面光滑,触痛不明显。

(二)辅助检查

实验室检查可有血脂增高及肝功能异常,肝脏影像学检查提示脂肪肝,肝活检组织学改变符合脂肪性肝病的病理学诊断标准。

二、病证鉴别

(一)肝癖与胁痛

肝癖与胁痛均可出现胁肋部疼痛不适症状,但胁痛多不伴胁下积块,起病可急可缓,发作时多伴有情志不舒,胁痛病因除饮食、情志、劳欲等内因外,尚有外感湿热、跌仆损伤等外因,多对应于西医学的急、慢性肝炎,胆系疾病,肋间神经痛及胁肋部外伤等;而肝癖可出现胁下痞块,起病缓慢,除肥胖外早期可无明显临床症状,病因多为内伤所致,对应于西医学的脂肪肝。

(二)肝癖与肝著

肝著是因肝热病、肝瘟等之后,肝脏气血郁滞,著而不行,以右胁痛,右胁下肿块,用手按捺捶击稍舒,肝功能异常等为主要表现疾病。主要指西医学所说的慢性肝炎,包括慢性迁延性肝炎和慢性活动性肝炎。以胸胁部痞闷不舒,甚或胀痛,用手按捺捶击稍舒,并喜热饮,一般有急性发病史,体型多不胖,肝功能异常,血清病毒学及 B 超等检查可资鉴别。

(三)肝癖与肝积

肝积是以右胁痛,或胁下肿块,腹胀纳少及肝瘀证候为主要表现的积聚类疾病。《脉经·平五脏积聚脉证》曰:"诊得肝积,脉弦而细,两胁下痛……身无膏泽……爪甲枯黑。"肝积多由肝著发展而来,而且可进展为鼓胀、肝癌。对应于西医学的肝硬化,相应的血液及影像学检查可确诊。肝癖虽同样有胁痛,胁下肿块及消化道症状,但一般无明显消瘦及淤血、出血征象,血脂升高及影像学检查发现脂肪肝有助于鉴别。

(四)肝癖与肝痨

肝痨是因痨虫侵及肝脏,阻碍疏泄,耗吸营养,蚀耗肝阴。以右胁痛,右胁下肿块,潮热,盗汗,消瘦等为主要表现的痨病类疾病,对应于西医学的肝结核。既往结核病史或肝外结核发现对诊断有提示作用,相应结核相关检查和抗结核药物治疗有效有助于确诊。肝癖多形体肥胖,无结核病史,不会出现结核中毒症状。

(五)肝癖与肝瘤、肝癌

肝瘤、肝癌影像学检查可见局限性占位性病变,而非弥漫性肝大。

三、病机转化

肝癖多因饮食不节、劳逸失度、情志失调、久病体虚、禀赋不足等因素导致脾失健运;肝失疏泄、肾失气化,痰浊、瘀血内生,日久互结于胁下。

(一)病机关键

病机关键在于脏腑功能失调,气血津液运行失常,痰浊瘀血蕴结于肝,饮食不节,劳逸失度,伤及脾胃,脾失健运,或情志失调,肝气郁结,肝气乘脾,脾失健运,或久病体虚,脾胃虚弱,脾失健运,导致湿浊内停。湿邪日久,郁而化热,而出现湿热内蕴;禀赋不足或久病及肾,肾精亏损,气化失司,痰浊不化,蕴结于内,阻滞气机,气滞血瘀,瘀血内停,阻滞脉络,最终导致痰瘀互结。

(二)病位

在肝,涉及脾、肾、胆、胃等脏腑。

肝的疏泄功能正常,则气机调畅,气血和调,津液敷布。若失其疏泄,则气机不畅,水道不利,气津不化,气血津液输布代谢障碍,水停饮聚,凝而成痰成脂,阻于经络,聚于脏腑。同时,肝的疏泄功能正常,是脾胃正常升降的重要条件,肝主疏泄,脾主运化,两者关系密切,相互协调。正所谓"肝木疏土,脾土荣木,土得木而达之,木赖土以培之"。若肝之疏泄功能失常,直接影响脾的运化升清功能。表现为肝失疏泄,脾失健运,精微不布,聚湿生痰,壅于肝脏,日久渐积,终致肝癖。

此外,肝之疏泄功能还体现在胆汁的分泌与排泄方面。而胆汁正常分泌和排泄,有助于脾胃的运化功能,若肝失疏泄,胆不能正常泌输胆汁,净浊化脂,则浊脂内聚于肝,也可形成肝癖。

饮食入胃,其消化吸收过程虽然在胃和小肠内进行,但必须依赖于脾的运化功能,才能将水谷化为精微,再经脾的转输和散精功能把水谷精微"灌溉四旁",布散周身。脾的运化功能健旺,津液上升,糟粕下降,就能防止气血津液发生不正常的停滞,阻止痰湿浊瘀等病理产物的生成;反之,则导致气血津液停滞,痰湿膏脂内蕴。

肾主体内五液,有维持体内水液平衡的功能。肾中阳气亏虚,气化失司,不能温煦脾阳,则津液内停,清阳不升,浊阴不降,清从浊化,津液内停化为痰浊。若肾阳不足,气化功能减弱,不能蒸化津液,液聚脂凝而成肝癖。若房事不节,暗耗肾精,或久病伤阴途穷归肾,或热入下焦,劫耗肾精,皆可致肾阴亏虚。肝肾同源,肾阴受伐,水不涵木,肝之阴血愈亏,阴虚火旺灼津成痰成瘀,或阴损及阳,气化失司,津液内停,或肝失疏泄,脾失健运,浊瘀停聚于肝而成肝癖。

(三)病理性质

属本虚标实,以脾肾亏虚为本,痰浊血瘀为标。

盖肝主疏泄,脾主运化,肾司气化,人之一身气血津液有赖于肝、脾、肾等脏腑的功能协调有节,否则,必然会引起气血津液的代谢失常,滋生本病;故其虚为本,其实为标,"本虚标实"是本病的重要特征。就邪实而言,主要是痰湿热瘀阻于经络,结于胁下而成。痰之为物,随气升降,无处不到。若流注经络,则脉络阻滞;结于局部,则成痰核积聚。痰来自津,瘀本乎血。痰浊停滞,脉道不利,瘀血滋生,可致痰瘀互结。肝癖患者每有痰湿阻滞,气机不利,血行不畅,则瘀血阻络蕴而不散,津液涩渗,蓄而不去,积于胁下则伤肝。痰浊瘀血蕴结,日久化热;或肝炎后治疗不彻底,湿热未清,加以过食肥甘油腻,助湿生热,最终导致痰湿热瘀蕴结肝胆,形成肝癖。

(四)病程

有早、中、晚之分,在气在血之别。

肝癖早、中期,以痰湿偏盛为主,痰湿可以热化;随着病情进展,血瘀之象渐露;晚期以血瘀居多,痰湿少见;早期肝气不疏为主,肝郁可以化火,也可以出现肝胆湿热;继之为气滞血瘀,日久则可出现肾气亏虚;郁热、湿热及痰热又可耗伤阴血。对于脏腑虚实的转化,早期多见脾气虚、肝气郁结,继之肝郁气滞、脾虚益甚,日久肝脾肾俱虚,既有肝脾气血亏虚,又伴肾精耗损。

(五)病延日久,变证丛生

肝癖迁延日久,久病入络,可致痰瘀阻络,气、血、津液运行障碍,水湿停蓄体内,而生鼓胀、水肿等变证。或瘀血阻络,血不循经,而出现呕血、便血等血证之表现。或气滞血瘀痰凝日久,内结于腹中,而成积聚之证。

四、辨证论治

(一)辨证思路

1.辨虚实

本病病性属本虚标实,临床表现为虚实夹杂之证,故首先应辨别本虚与标实之轻重,以标实为主者,体质多较壮实,胁肋部胀满疼痛较明显,苔多浊腻,脉多弦而有力;而以正虚为主者,病程较长,多见羸弱、神疲乏力、纳呆腹胀、腰膝酸软、胁肋部隐痛不适等症,舌质暗,脉多细弱无力。

2.辨气血

本病初期多以气滞为主,多见胁肋部胀满疼痛,情志不舒,遇忧思恼怒加重,喜叹息,得暖气、矢气稍舒,舌淡红,脉弦;日久可见气滞血瘀或痰瘀阻络,症见胁肋部隐痛,痛势绵绵或为刺痛,痛处固定,胁下痞块,伴面色晦暗,舌暗,脉弦涩等。

3.辨邪气

本病以气滞、血瘀、痰湿、郁热为标,临床尚须仔细辨别邪气的种类。以气滞为主要表现者,多见胁肋部胀痛,胸闷,喜叹息,烦躁易怒,脉弦等。以血瘀为主要表现者,多见胁下痞块,刺痛或钝痛,面色晦暗,舌质紫暗或有瘀点、瘀斑,脉涩等。以痰湿为主者,多见形体肥胖,胁肋部胀闷不适,胸闷腹胀,纳呆便溏,头昏乏力,苔腻,脉滑等。郁热为主者,多见口干口苦,身目发黄,大便不爽,小便短赤,舌红苔黄,脉数等。

4.辨脏腑

本病到后期多有正气亏虚表现,临床以肝、脾、肾三脏的亏虚尤为多见,故临床还须结合脏腑辨证以确定治疗的重点。以肝之阴血不足为主要表现者,多有眩晕,两目干涩,胁肋部隐痛,口干,急躁易怒等。脾虚多见阳气的亏虚,可出现腹胀,纳呆,呕恶,便溏,四肢不温等表现。肾主一身之阴阳,临床可表现为肾阴或肾阳的不足,临床以肾阳虚较为多见,表现为腰膝冷痛,畏寒喜暖,下肢乏力,反应迟钝,面色㿠白,舌淡胖,边有齿痕,脉沉细等。

肝癖早期邪气不盛,正气尚足,治疗以祛邪和调理脏腑功能为主,通过适当的调治可完全康复;若失治、误治,病情进展,痰瘀互结,正气渐虚,则治疗颇为棘手,需攻补兼施,疗程较长且病情易于反复,但只要调治得当,持之以恒,仍有可能完全康复;肝癖晚期,正气大衰,邪气留着,治疗则应以扶正为主,兼以祛邪,而且"肝癖"后期可发展为肝积、鼓胀等病证,并可出现水肿、血证、神昏等危重变证,治疗困难,预后不佳。

(二)治疗原则

肝癖的病机关键为脏腑功能失调,气血津液运行失常,痰浊瘀血蕴结于肝,因此治疗应以祛邪为主,可以采用化痰祛瘀之法,同时注意调理脏腑(肝、脾、肾)功能,既有利于痰瘀等邪气的祛除,又可防止产生新的病邪,达到治病求本的目的。另外,还应重视病因治疗,如嗜酒者戒酒,喜食肥甘厚腻者应改为清淡饮食,肥胖者进行必要的体育锻炼以消耗脂肪,减轻体重等。

(三)分证论治

1.肝郁气滞

(1)症状:肝区不适,两胁胀痛,抑郁烦闷,胸闷、喜叹息。时有嗳气,纳食减少,大便不调,月经不调,乳房胀痛。舌质红,苔白而薄,脉弦滑或弦细。

(2)病机分析:情志不舒导致肝失疏泄,气机郁滞,则可出现肝区不适,两胁胀痛,胸闷,乳房胀痛,抑郁烦闷,喜叹息等;脾胃升降失调,胃气上逆则可出现嗳气,脾失健运则可见纳呆食少,大便不调;肝失疏泄还可导致月经不调,脉呈弦象。

(3)治法:疏肝理气。

(4)代表方药:柴胡疏肝散加减,药用醋柴胡、枳壳、泽泻、陈皮、法半夏、郁金、白芍、大黄、山楂、生甘草。

(5)加减:气郁化火而见舌红苔黄、头晕目眩,急躁易怒者,加夏枯草、青黛、牡丹皮、栀子等泻肝经实火;伴阴血亏虚,口干,五心烦热,腰膝酸软者,加当归、生地黄、制首乌、枸杞子等滋阴清热,养血柔肝。

2.肝郁脾虚

(1)症状:胁肋胀闷,抑郁不舒,倦怠乏力,腹痛欲泻。腹胀不适,食欲缺乏,恶心欲吐,时欲太息。舌质淡红,苔薄白或白,有齿痕,脉弦细。

(2)病机分析:因忧思不解,可致肝失疏泄,脾失健运,气机郁滞故见胁肋胀闷,抑郁不舒,时欲太息;运化不及故见腹胀、纳呆、恶心欲吐;肝气乘脾故见腹痛欲泻;舌淡边有齿痕为脾虚之象,而脉弦则为肝郁之象。

(3)治法:疏肝健脾。

(4)代表方药:逍遥散加减,药用醋柴胡、炒白术、薄荷、炒白芍、当归、茯苓、山楂、生姜、生甘草。

(5)加减:肝郁明显者加香附、郁金、川楝子疏肝理气;脾虚明显者加山药、白扁豆、党参等益气健脾;血虚头晕、心悸、失眠者可加生地黄、熟地黄、枸杞子、酸枣仁等或以归脾汤为主方养血安神;有血瘀者加川芎、丹参、蒲黄、五灵脂等活血化瘀。

3.痰湿内阻

(1)症状:体态肥胖,右胁不适或胀闷,周身困重,大便黏滞不爽。脘腹胀满,倦怠无力,食欲缺乏,头晕恶心。舌质淡,舌苔白腻,脉沉滑。

(2)病机分析:素体肥胖者形有余而气不足,脾胃运化无力,痰湿内生,阻遏气机,肝气不舒,故见右胁不适或胀闷;清阳不升,浊阴不降故见头晕恶心,腹胀纳呆;湿邪阻遏,阳气不得敷布,故见周身困重,倦怠无力;舌淡,苔白腻,脉沉滑均为痰湿内阻之象。

(3)治法:健脾益气,化痰祛湿。

(4)代表方药:二陈汤加减,药用法半夏、陈皮、茯苓、泽泻、莱菔子、山楂、葛根、黄精、生白术、藿香、甘草。

(5)加减:痰湿郁而化热,症见口干、口苦,舌红、苔黄腻者,加茵陈、胆南星、竹茹等清热化湿;腹胀明显者加苍术、厚朴、枳实等燥湿醒脾,理气消胀;脾虚倦怠乏力,面色无华,纳食呆滞者加党参、山药、黄芪、神曲、炒二芽(麦芽、谷芽)等益气健脾,消食和胃。

4.湿热蕴结

(1)症状:右胁肋部胀痛,周身困重,脘腹胀满或疼痛,大便黏腻不爽。身目发黄,小便色黄,口中黏滞,口干口苦。舌质红,舌苔黄腻,脉弦滑或濡数。

(2)病机分析:过食肥甘厚腻及辛辣炙煿可致湿热内生,或病后湿热未清,蕴结于中焦,熏蒸肝胆,故见胁肋胀痛,身目发黄;湿热壅滞,中焦气机不利,故见腹胀,周身困重,口中黏腻,口干口苦;湿热下注,故见大便黏腻不爽,小便色黄;舌红,苔黄腻,脉弦滑或濡数均为湿热内蕴之象。

(3)治法:清热利湿。

(4)代表方药:茵陈蒿汤加减,药用茵陈、栀子、大黄、虎杖、厚朴、车前草、茯苓、生白术、猪苓、泽泻。

(5)加减:胁痛明显者加柴胡、郁金、延胡索、川楝子等加强疏肝理气止痛;兼有血瘀而见胁肋刺痛,舌质紫暗者加土鳖虫、王不留行或配合膈下逐瘀汤以活血通络;湿热伤阴而见腰膝酸软,口干咽燥,五心烦热,舌红少苔者,加麦冬、枸杞子、天花粉、石斛滋阴润燥。

5.痰瘀互结

(1)症状:胁肋刺痛或钝痛,胁下痞块,面色晦暗,形体肥胖。胸脘痞满,咯吐痰涎,纳呆厌油,四肢沉重。舌质暗红、有瘀斑,舌体胖大,边有齿痕,苔腻,脉弦滑或涩。

(2)病机分析:痰浊蕴结日久,气血运行郁滞,痰瘀互结于胁下,故见胁肋刺痛,胁下痞块;痰湿内蕴,脾胃运化失常,故见胸脘痞满,纳呆厌油,咯吐痰涎;气血不畅,难以通达头面四肢,故见面色晦暗,肢体困重;舌体胖大色暗,苔腻,脉弦滑或涩均为痰瘀内阻之象。

(3)治法:活血化瘀,祛痰散结。

(4)代表方药:膈下逐瘀汤合二陈汤加减,药用柴胡、当归、桃仁、五灵脂、牡丹皮、赤芍、大腹皮、茯苓、生白术、陈皮、半夏、枳实。

(5)加减:痰热明显,症见咯痰黄稠,胸闷心烦,大便秘结者加竹茹、胆南星、全瓜蒌、大黄等清热化痰,通腑泄浊;胁腹部胀满较甚者加香附、川楝子、槟榔、厚朴等理气消胀;兼有肝肾亏虚,腰膝酸软,头晕眼花者,可配合一贯煎合六味地黄丸加减以滋补肝肾。

(四)其他疗法

1.单方验方

(1)丹参 20 g,陈皮 6 g,加水微煎代茶饮。适用于气滞血瘀者。

(2)佛手、香橼各 6 g,加水微煎代茶饮。适用于肝郁气滞者。

(3)丹参、山楂各 15 g,檀香 9 g,炙甘草 3 g,加水微煎代茶饮。适用于瘀血阻络者。

(4)赤小豆、薏苡仁各 50 g,加水熬粥,适量温服。适用于湿邪困脾者。

(5)山楂 10 g,毛冬青 20 g,水煎服。适用于痰瘀互结者。

(6)生山楂、麦芽各 10 g,水煎服。适用于痰湿内蕴兼有食积者。

(7)茵陈 15 g,水煎代茶饮。适用于湿热蕴结者。

(8)山楂 30 g,葛根 15 g,明矾 1.2 g,水煎服。适用于痰湿内蕴者。

(9)半夏 5 g,瓜蒌皮 5 g,生山楂 5 g,丹参 5 g,生麦芽 5 g,水煎服。适用于痰湿阻滞者。

(10)何首乌 6 g,桑寄生 18 g,黄精 10 g,水煎服。适用于肝肾不足者。

2.中成药疗法

(1)强肝胶囊:每次 3 粒,每天 3 次,适用于脾虚气滞、湿热内阻证。

(2)逍遥散:每次 6～9 g,每天 1～2 次,适用于肝郁脾虚证。

(3)桑葛降脂丸：每次 4 g，每天 3 次，适用于脾肾亏损，痰湿瘀阻证。

(4)茵栀黄颗粒：每次 1 袋，每天 3 次，适用于湿热内蕴证。

(5)大黄䗪虫丸：每次 5 g，每天 3 次，适用于痰瘀互结者。

(6)绞股蓝总苷片（胶囊）：每次 2～3 片（粒），每天 3 次，适用于气虚痰阻证。

(7)壳脂胶囊：每次 5 粒，每天 3 次，适用于痰湿内阻、气滞血瘀或兼有肝肾不足郁热证。

(8)血脂康胶囊：每次 2 粒，每天 2～3 次，适用于脾虚痰瘀阻滞证。

3.针灸疗法

针灸具有降脂、阻断胰岛素抵抗及过氧化反应的功效，一般取穴丰隆、足三里、太冲、肝俞、三阴交等，根据患者的情况采取不同手法及方式，或补或泻，或针或灸，或采用其他穴位刺激法。同时，根据辨证加减，肝郁气滞者加行间，用泻法；肝肾两虚者加太溪、照海、复溜，用补法；瘀血内阻者加血海、地机，用泻法；痰湿困脾者加公孙、商丘，用泻法，每次取 6～7 个穴位，留针 30 分钟，期间行针 1 次，15 次为 1 个疗程。另外还可选用穴位注射法：复方丹参注射液 2 mL，实证选双侧丰隆、阳陵泉交替穴位注射，虚证选双侧三阴交、足三里交替穴位注射。也可选用穴位埋线法：穴位埋线是将羊肠线埋入穴位，利用羊肠线对穴位的持续刺激作用治疗疾病的方法。9 号注射针针头作套管，28 号 2 寸长的毫针剪去针尖作针芯，00 号羊肠线。埋线多选肌肉比较丰满的部位的穴位，以背腰部及下肢穴位最常用。但取穴要精简，每次埋线 1～3 穴，可双侧取穴，可间隔 15～20 天治疗 1 次。

4.外治疗法

(1)行气消瘀膏：川芎 12 g，香附 10 g，柴胡、芍药、青皮、枳壳各 6 g。将上述药物研细末，调拌麻油或其他辅料贴于大包、期门、章门等穴位处，可消胁下积块，适用于肝、脾大者。

(2)朱代群等采用 DSG-I 生物信息电脑肝病治疗仪联合自拟中药（茵陈蒿、栀子、大黄、丹参、虎杖、泽泻、垂盆草、陈皮等，白醋浸泡备用）和肝清解液湿巾，外敷照射区，将中药离子导入肝络治疗脂肪肝，取得了不错的疗效。

第三节 黄 疸

一、临床诊断

(1)目黄、身黄、尿黄。以目睛发黄为主。因为目睛发黄是最早出现、消退最晚,是最易发现的指征之一。

(2)患病初期,常有类似胃肠感冒的症状,三五天以后,才逐渐出现目黄,随之出现溲黄与身黄。急黄表现为黄疸起病急骤,身黄迅即加深,伴见高热,甚或出现内陷心包、神昏痉厥等危候。

(3)有饮食不节或饮食不洁、肝炎接触或使用化学制品、药物等病史。

(4)血常规、尿常规检查,血生化肝功能检查,如血清总胆红素、尿胆红素、尿胆原、直接或间接胆红素、转氨酶测定,B超、胆囊造影等,以及肝炎病毒学指标、自身免疫性肝病检测指标等,有助于黄疸诊断,并有利于区别细胞性黄疸(病毒性肝炎等)、梗阻性黄疸(肝胆及胰腺肿瘤、胆石症等)、溶血性黄疸。

二、病证鉴别

(一)黄疸与萎黄相鉴别

黄疸与萎黄相鉴别(见表 6-1)。

表 6-1　黄疸与萎黄鉴别要点

鉴别要点	黄疸	萎黄
病因	感受时疫毒邪、饮食所伤、脾胃虚弱、瘀血、砂石阻滞	大失血或重病之后
病机要点	湿浊阻滞,胆液外溢	气血不足,血不华色
目黄	目黄、身黄、溲黄	颜面皮肤萎黄不华,无目黄
兼症	恶心呕吐,腹胀纳呆,大便不调	眩晕、气短、心悸

(二)阳黄、阴黄与急黄相鉴别

阳黄、阴黄与急黄相鉴别(见表 6-2)。

三、病机转化

黄疸的病位在脾、胃、肝、胆,病性有虚有实,初病多实,久病多虚。发病与湿邪内郁相关。急黄为感受湿热疫毒为患,热毒炽盛,迫及营血,病情急重;阳黄为中阳偏盛,湿从热化,湿热瘀滞,"瘀热以行",或肝胆郁热,胆汁外溢所致;阴黄为中阳不足,湿从寒化,寒湿瘀滞为患,或脾胃虚弱,血败不荣于色所致。总之,黄疸形成的病机,可概括为湿热瘀滞、肝胆郁热与脾虚血败,不荣于色3个方面(见图 6-1)。

表 6-2　阳黄、阴黄与急黄鉴别要点

鉴别要点	阳黄	阴黄	急黄
病因	湿热	寒湿	热毒
病机要点	湿热壅滞	寒湿瘀滞	热毒炽盛,迫及营血
证候特征	黄色鲜明如橘色,伴口干发热,小便短赤,大便秘结,舌苔黄腻,脉弦数	黄色晦暗如烟熏,伴脘闷腹胀,畏寒神疲、口淡不渴,舌质淡,苔白腻,脉濡缓或沉迟	黄色如金,发并迅速,伴神昏、谵语、衄血、便血,肌肤瘀斑,舌质红绛,苔甚燥
预后	治疗及时,预后良好	病情缠绵,不易速愈	病情凶险,预后多差

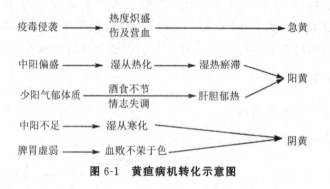

图 6-1　黄疸病机转化示意图

四、辨证论治

(一)治则治法

黄疸初期以实证为主,治疗重在攻逐体内邪气,据其邪气特性,采用相应的治疗方法。阳黄证以清热利湿为主,通利二便是驱逐体内湿邪的主要途径。阳黄证无论湿热之轻重,应用苦寒攻下法均有利于黄疸的消退,但须中病即止,以防损伤脾阳。急黄证的治疗以清热解毒凉血为主,并随病证变化,灵活应用攻下、开窍之法。阴黄证治疗则依据寒湿或血瘀的病机特点,可采用温化寒湿、化瘀退黄治法。而虚黄的治疗则以健脾生血为原则。久病黄疸的治疗,更当重视健脾疏肝、活血化瘀,以避免黄疸进一步发展为积聚、鼓胀等顽症。

(二)分证论治

湿、毒、虚、瘀是黄疸的主要证候要素。阳黄可分为湿热兼表、热重于湿、湿重于热、肝胆郁热。湿热兼表，多见于黄疸初起，双目白睛微黄或不明显，小便黄，伴恶寒发热等表证；热重于湿以身目俱黄，黄色鲜明，发热口渴为特征；湿重于热也表现为身目俱黄，但黄色不如热重者鲜明，可见头身困重等；肝胆郁热以身目发黄鲜明，右胁剧痛放射至肩背，壮热或寒热往来为特征。阴黄可分为寒湿证和脾虚证，寒湿证以身目俱黄，黄色晦暗，或如烟熏为特征；脾虚证以身目发黄，黄色较淡而不鲜明，肢体倦怠乏力为特征。急黄以发病迅速，身目俱黄，其色如金，高热烦渴甚至发生神昏痉厥为特征。

(三)临证备要

茵陈蒿是治疗黄疸的专药，可用于多种原因所致的黄疸，用量一般为 30～50 g。此外，青叶胆、金钱草、虎杖、郁金、败酱草、车前草等均有退黄之效，临床可酌情选用。

大黄治疗黄疸，古方常用。清代温病学家吴又更认为"退黄以大黄为专攻"，主张较大剂量应用大黄。实践证明，在治疗阳黄时，大黄确有很好的疗效，大便干结时，可加玄明粉；大便溏时，可用制大黄。

黄疸多湿热邪毒所致，今人有"治黄需解毒，毒去黄易除"之说。除了茵陈、山栀子、大黄、虎杖以外，蒲公英、连翘、板蓝根、大青叶、白花蛇舌草等清热解毒药或金钱草、车前草等利湿解毒药，临床也很常用。

黄疸多湿热瘀滞，《金匮要略》认为"瘀热以行，脾色必黄"，所以黄疸治疗当重视活血化瘀或凉血散血。丹参、茜草、牡丹皮、赤白芍等，临床常用。所谓"治黄需活血，血行黄易灭"，就是在强调黄疸活血化瘀治法的重要。

黄疸病位在脾胃肝胆，久病黄疸表现为肝郁脾虚者也不少见。所以治疗黄疸应该重视疏肝柔肝，调理气血，健脾护胃。同时应该注意扶正益气、化瘀散结、祛邪解毒，方剂可用当归补血汤、当归芍药散、鳖甲煎丸、三甲散等，以防治病情进展到积聚以致引发鼓胀。

虚黄为黄疸的特殊类型，可见于进食蚕豆，或药毒所伤引发，常见面色无华，乏力体倦，小便赤褐色，多虚，当用小建中汤等调补。

(四)常见变证的治疗

1.鼓胀

气、血、水瘀积于腹内，常表现为腹大如鼓、皮色苍黄、腹壁青筋暴露，常伴有胁下或腹部痞块,四肢枯瘦等症,舌暗有瘀斑,舌苔腻或舌淡胖,苔白,脉弦滑或细弱,初期以理气和血,利水行湿为法,可以木香顺气散为主方;中期以益气活血,行气利水为法,可用四君子汤合调营饮为主方;晚期当重视并发症,出血者,可用泻心汤或大黄、白及、三七粉凉开水调为糊状,慢慢吐服;神昏者,可用至宝丹或苏合香丸以醒神开窍。

2.积聚

胁下可有癥积,固定不移,胸胁刺痛,拒按,舌暗或淡暗,有瘀斑,脉涩,可用鳖甲煎丸以活血散瘀,软坚散结,如有气血亏虚可合用当归补血汤,或人参养荣汤。

(五)其他疗法

1.中成药疗法

(1)茵栀黄口服液:清热解毒,利湿退黄。适用于湿热毒邪内蕴所致急性、迁延性、慢性肝炎和重症肝炎(Ⅰ型),也可用于其他型重症肝炎的综合治疗。

(2)清肝利胆胶囊:清利肝胆湿热。适用于肝郁气滞、肝胆湿热未清等症。

(3)茵陈五苓丸:清湿热,利小便。适用于肝胆湿热,脾肺郁结引起的湿热黄疸,胆腹胀满,小便不利。

(4)乙肝解毒胶囊:清热解毒,疏肝利胆。适用于乙型肝炎,辨证属于肝胆湿热内蕴者。

2.针灸疗法

针刺以足三里、阳陵泉、行间、胆囊穴、至阳等为主,发热者可加曲池;湿浊重者可加阴陵泉、地机;胁痛者可加日月、期门;恶心呕吐者可加内关、中脘。多用泻法,留针30分钟,每天1次,两周1个疗程。

第四节 胁 痛

一、临床诊断

(1)以胁肋部一侧或两侧疼痛为主要表现。

(2)疼痛性质可表现为胀痛、刺痛、窜痛、隐痛,多为拒按,间有喜按者。

(3)可伴有胸闷、腹胀、口苦纳呆、嗳气及恶心等症状。

(4)反复发作的病史。

西医学可进行血常规、肝功能、腹部 B 超等检查有助于疾病的诊断。

二、病证鉴别

胁痛可与胸痛、胃痛相鉴别(见表 6-3)。

表 6-3　胸痛、胃痛与胁痛的鉴别要点

鉴别要点	胸痛	胃痛	胁痛
部位	整个胸部	上腹中部胃脘部	胁肋部
主证	胸部疼痛	胃脘部疼痛	胁肋疼痛
兼证	心悸短气,咳嗽喘息,痰多等心肺病证候	恶心嗳气,吞酸,嘈杂等胃失和降的症状	恶心,口苦等肝胆病症状
实验室检查	心电图、X 线胸片	电子胃镜	腹部 B 超

三、病机转化

胁痛的病位在肝胆,涉及脾、胃、肾等多个脏腑;基本病机主要是肝络失和,其病理变化主要有"不通则痛""不荣则痛"两类。病性属有虚有实,而以实证多见。实证中主要以气滞、血瘀、湿热为主,肝气郁结、瘀血阻滞胁络、湿热壅滞、肝胆疏泄不利均导致气机阻滞,不通则痛,而成胁痛。虚证主要是以阴血亏虚,水不涵木,肝络失养,不荣则痛,而成胁痛。虚实之间可相互转化,临床可见虚实夹杂证(见图 6-2)。

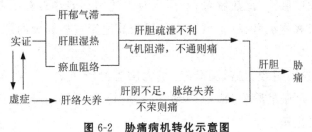

图 6-2　胁痛病机转化示意图

四、辨证论治

(一)治则治法

胁痛病机主要分为"不通则痛""不荣则痛"二者。前者为实证,治则主要是以疏肝通络止痛为主,采用理气、活血、清利湿热之法,遵循"通则不痛"的机理;后者为虚证,治则主要是以补益肝阴,滋养肝络为主,采用滋阴养血柔肝之法,遵循"荣则不痛"的机理。

(二)分证论治

胁痛主要分为实证和虚证,其中实证主要是因肝气郁结、瘀血阻滞胁络、湿热壅滞、肝胆疏泄不利均导致气机阻滞发为胁痛,因此实证主要分为肝郁气滞证、瘀血阻络证及肝胆湿热证。虚证主要是以阴血亏虚,肝络失养发为胁痛,主要有肝络失养证。

(三)临证备要

1.治疗胁痛宜采用柔肝疏肝之品,切忌辛燥伤肝之类

肝脏为刚脏,体阴而用阳,治疗时宜柔肝不宜伐肝,多采用轻灵平和之品,如紫苏梗、香附、香橼、佛手、砂仁等,切忌伤肝的中药,如姜半夏、蒲黄、桑寄生、山慈菇等,可出现肝区不适,疼痛,肝功能异常;超量服用川楝子、黄药子、蓖麻子、雷公藤等,可致药物性肝损害等。

2.龙胆泻肝汤中关于"关木通"的应用

马兜铃科的关木通具有肾毒性,现在改用无毒或小毒的毛茛科的川木通或通草代替关木通。川木通一般用量为 3～6 g。

(四)其他疗法

1.中成药疗法

(1)当飞利肝宁片:清热利湿,益肝退黄。适用于湿热郁蒸而致的黄疸,急性黄疸性肝炎,传染性肝炎,慢性肝炎而见湿热证候者。

(2)茵栀黄口服液:清热解毒,利湿退黄。适用于湿热毒邪内蕴所致急性、迁延性、慢性肝炎和重症肝炎(Ⅰ型),也可用于其他型重症肝炎的综合治疗。

2.针灸疗法

胁部为足少阳胆经、足厥阴肝经、足太阴脾经所过之处。辨证取穴,主要分为:治疗来源于肝脏的胁痛,应疏肝理气、通络止痛;治疗来源于胆腑的胁痛,应疏肝利胆、行气止痛。

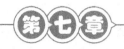

脾胃系病证

第一节　噎膈

一、概念

噎膈是指由于食管干涩或狭窄导致吞咽食物哽噎不顺、饮食难下，或食而复出的疾病。噎即噎塞，指吞咽之时哽噎不顺；膈为格拒，指饮食不下。噎可单独为病，亦可为膈的前驱表现，故临床常以噎膈并称。本病主要涵盖了西医学中的食管癌、贲门癌、贲门痉挛、食管-贲门失弛缓症、食管憩室、食管炎等。胃肠功能紊乱、胃神经症、胃食管反流征等疾病引起的食物难下不在本病范围。

二、病因、病机

噎膈的病因主要为七情内伤，饮食所伤，年老肾虚，脾、胃、肝、肾功能失调等，且几者之间常相互影响，互为因果，共同致病。

（一）病因

1.七情失调

导致噎膈的七情因素中，以忧思恼怒多见。忧思伤脾则气结，脾伤则水湿失运，滋生痰浊，痰气相搏；恼怒伤肝则气郁，气结气郁则津行不畅，瘀血内停，已结之气，与后生之痰、瘀交阻于食管、贲门，使食管不畅，久则使食管、贲门狭窄，而成噎膈。

2.饮食所伤

嗜酒无度，过食肥甘，恣食辛辣，助湿生热，酿成痰浊，阻于食管、贲门，或津伤血燥，失于濡润，使食管干涩，均可引起进食噎塞，而成噎膈。此外，饮食过热，食物粗糙发霉，既可损伤食管脉络，又可损伤胃气，气滞血瘀阻于食管、贲门，也可成噎膈。

3.年老肾虚

年老肾虚,精血渐枯,食管失养,干涩枯槁,发为此病。若阴损及阳,命门火衰,脾胃失于温煦,脾胃阳虚,运化无力,痰瘀互结,阻于食管,也可形成噎膈。

(二)病机

1.病位在食管,属胃所主,与肝、脾、肾三脏有关

噎膈的病位在食管,属胃所主,又因肝、脾、肾三脏之经络皆与食管相连,七情内伤、饮食不节、年老肾虚可致肝、脾、肾三脏功能失常,故病变与肝、脾、肾密切相关。肝之疏泄失常,则气失条达,可使气滞血瘀或气郁化火;脾之功能失调,健运失司,水湿聚而为痰,痰气交阻或痰瘀互结;肾阴不足,精血亏耗,则不能濡养咽嗌,肾阳亏虚,不能温运脾土,运化失司,以致气滞、痰阻、血瘀,使食管狭窄,胃失通降,津液干涸失濡而成噎膈。

2.病机关键为津枯血燥,气痰瘀互结,食管干涩、狭窄

内伤饮食、情志不遂、年老肾亏三者之间相互影响,互为因果,共同致病,使气机不畅、痰浊不化,痰气交阻于食管和胃,致哽噎不顺,梗阻难下,继则瘀血内结,痰、气、瘀三者交结,胃之通降阻塞,上下不通,因此饮食难下,食而复出;久病则气郁化火,或痰瘀生热,伤阴耗液,失于濡润,食管干涩,食饮难下。由于以上各种原因造成食管干涩、狭窄,因而产生噎膈。

3.病理性质为本虚标实,各有偏重

病理性质总属本虚标实,标实为痰、气、瘀阻塞食管。初起以邪实为主,随着病情发展,气结、痰阻、血瘀愈显,食管、贲门狭窄更甚,邪实有加;久病则气郁化火,或痰瘀生热,伤阴耗液,阴津日益枯槁,胃腑失其濡养,或阴损及阳,脾胃阳气衰败,不能输化津液,痰气瘀结益甚,多形成虚实夹杂之候;胃津亏耗,进而损及肾阴,以致精血虚衰,虚者愈虚,疾病由标实转为正虚。

4.病程有新久之分,病情有轻重之别

噎膈初起,常由饮食、情志所致,以痰气瘀交阻之邪实为主,病位偏上;日久损及脾肾阴津,则以本虚为主,病位偏下。部分患者病情继续发展,由阴损以致阳衰,则肾之精气并耗,脾之化源告竭,终成不救。

三、诊断与病证鉴别

(一)诊断依据

(1)咽下饮食梗阻不顺,食物在食管内有停滞感,甚则不能下咽到胃,或食入

即吐。

（2）常伴有胃脘不适，胸膈疼痛，甚则形体消瘦，肌肤甲错，精神衰惫等症。

（3）起病缓慢，常表现为由噎至膈的病变过程，常由饮食、情志等因素诱发，多发于中老年男性，特别是在高发区。

（4）食管、胃的 X 线检查、内镜及病理组织学检查、食管脱落细胞检查等有助于早期诊断。

（二）辅助检查

食管、胃的 X 线等影像学检查可以鉴别上消化道占位或憩室病变，也可作为贲门痉挛、食管-贲门失弛缓症的诊断条件之一；内镜及病理组织学检查、食管脱落细胞检查有助于食管癌、贲门癌的确诊。

（三）病证鉴别

1.噎膈与反胃

两者皆有食入即吐的症状。噎膈多为阴虚有热，主要表现为吞咽困难，食不能下，旋食旋吐，或徐徐吐出；反胃多属阳虚有寒，主要表现为食尚能入，停留胃中，朝食暮吐，暮食朝吐。

2.噎膈与梅核气

两者均见咽中梗阻不舒的症状。噎膈是有形之物瘀阻于食管，吞咽困难。梅核气则是气逆痰阻于咽喉，为无形之气，以咽部异物感为主，无吞咽困难及饮食不下的症状。

四、辨证论治

（一）辨证思路

1.辨轻重

本病早期轻症仅有吞咽之时哽噎不顺，全身症状不明显，病情严重则吞咽困难呈进行性加重，食常复出，甚则胸膈疼痛，滴水难入。

2.辨虚实

本虚多因热邪伤津、房劳伤肾、年老肾虚而致阴津枯槁，渐至而成气虚阳微，临床表现为形体消瘦，皮肤干枯，舌红少津，或面色苍白，形寒气短，面浮足肿；标实多因忧思恼怒，饮食所伤，寒温失宜，以气滞、痰凝、瘀阻为主，后期可出现虚实夹杂之证，临床表现为胸膈胀痛、刺痛，痛处不移，胸膈满闷，泛吐痰涎。

3.辨病理因素

临床应根据气、痰、瘀三者之偏重来辨病理因素。偏于气滞者，症见吞咽不顺,时觉胸膈痞闷,症状随情绪变化而波动,伴有嗳气频频,大便不畅,此证多见于食管炎、食管憩室、食管神经症等病变。偏于痰凝者,症见咽食梗阻,吞咽时食管疼痛,胸膈痞闷或热痛,呕吐痰涎,口干咽燥,大便干结或不爽。偏于瘀阻者,症见吞咽梗阻,胸膈刺痛,痛处固定,肌肤甲错,面色晦暗。

(二)治疗原则

依据噎膈的病机,其治疗原则为理气开郁,化痰消瘀,滋阴养血润燥,分清标本虚实而治。初起以标实为主,重在治标,以理气开郁,化痰消瘀为法,可少佐滋阴养血润燥之品;后期以正虚为主,或虚实并重,但治疗重在扶正,以滋阴养血润燥,或益气温阳为法,也可少佐理气开郁,化痰消瘀之品。但治标当顾护津液,不可过用辛散香燥之药;治本应保护胃气,不宜过用甘酸滋腻之品。存得一分津液,留得一分胃气,在噎膈的辨证论治过程中有着特殊重要的意义。

(三)分证论治

1.痰气交阻证

症状:进食梗阻,脘膈痞满,甚则疼痛,情志舒畅则减轻,精神抑郁则加重。嗳气呃逆,呕吐痰涎,口干咽燥,大便艰涩,舌质红,苔薄腻,脉弦滑。

病机分析:气郁痰阻,食管不利,则进食梗阻,脘膈痞满,甚则疼痛,情志舒畅则减轻,精神抑郁则加重;痰气交阻,胃气上逆,则嗳气呃逆,呕吐痰涎;气结津液不能上承,且郁热伤津,故口干咽燥,大便艰涩;舌质红,苔薄腻,脉弦滑为气郁痰阻,兼有郁热伤津之象。

治法:开郁化痰,润燥降气。

代表方药:启膈散加减。方中丹参、郁金、砂仁理气化痰解郁,沙参、贝母、茯苓润燥化痰,杵头糠和胃降逆。可加瓜蒌、半夏、天南星以助化痰之力,加麦冬、玄参、天花粉以增润燥之效。

加减:若郁久化热,心烦口苦者,可加栀子、黄连、山豆根以清热;若津伤便秘,可加增液汤和白蜜,以助生津润燥之力;若胃失和降,泛吐痰涎者,加半夏、陈皮、旋覆花以和胃降逆。

2.津亏热结证

症状:进食时梗涩而痛,水饮可下,食物难进,食后复出,胸背灼痛。形体消瘦,肌肤枯燥,五心烦热,口燥咽干,渴欲饮冷,大便干结,舌红而干,或有裂纹,脉弦细数。

病机分析:阴津亏耗,食管失于濡润,故进食时梗涩而痛,尤以进食固体食物为甚;热结痰凝,阻于食管,故食后复出,胸背灼痛;热结灼津,胃肠枯槁,则口燥咽干,渴欲饮冷,大便干结;胃不受纳,无以化生精微,故形体消瘦,肌肤枯燥,五心烦热;舌红而干,或有裂纹,脉弦细数为津亏热结之象。

治法:养阴生津,泄热散结。

代表方药:沙参麦冬汤加减。方中沙参、麦冬、玉竹滋养津液,桑叶、天花粉养阴泄热,扁豆、甘草安中和胃。可加玄参、生地黄、石斛以助养阴之力,加栀子、黄连、黄芩以清肺胃之热。

加减:若肠燥失润,大便干结,可加火麻仁、瓜蒌仁、何首乌润肠通便;若腹中胀满,大便不通,胃肠热盛,可用大黄甘草汤泄热存阴,但应中病即止,以免重伤津液;若食管干涩,口燥咽干,可饮五汁安中饮以生津养胃。

3.瘀血内结证

症状:进食梗阻,胸膈疼痛,食不得下,甚则滴水难进,食入即吐。面色暗黑,肌肤枯燥,形体消瘦,大便坚如羊屎,或吐下物如赤豆汁,或便血,舌质紫暗,或舌红少津,脉细涩。

病机分析:痰瘀内结,阻于食管或胃口,道路狭窄,故进食梗阻,胸膈疼痛,食不得下,甚则滴水难进,食入即吐;面色暗黑,肌肤枯燥为瘀血之象;长期饮食难下,化源告竭,故形体消瘦;阴伤肠燥,故大便坚如羊屎;瘀热伤络,血溢脉外,则吐下物如赤豆汁,或便血;舌质紫暗,或舌红少津,脉细涩为血亏瘀结之象。

治法:破结行瘀,滋阴养血。

代表方药:通幽汤加减。方中桃仁、红花活血化瘀,破结行血用以为君药;当归、生地黄、熟地黄滋阴养血润燥;槟榔下行而破气滞,升麻升清而降浊阴,一升一降,其气乃通,噎膈得开。可加乳香、没药、丹参、赤芍、三七、三棱、莪术破结行瘀,加海藻、昆布、瓜蒌、贝母、玄参化痰软坚,加沙参、麦冬、白芍滋阴养血。

加减:若气滞血瘀,胸膈胀痛者,可用血府逐瘀汤;若服药即吐,难以下咽,可先服玉枢丹,可用烟斗盛该药,点燃吸入,以开膈降逆,其后再服汤剂。

4.气虚阳微证

症状:进食梗阻不断加重,饮食不下,面色㿠白,精神衰惫,形寒气短。面浮足肿,泛吐清涎,腹胀便溏,舌淡苔白,脉细弱。

病机分析:阴损及阳,脾肾阳微,饮食无以受纳和运化,浊气上逆,故进食梗阻不断加重,饮食不下,泛吐清涎;脾肾衰微,气化功能丧失,寒湿停滞,故面色㿠白,精神衰惫,形寒气短,面浮足肿,腹胀便溏;舌淡苔白,脉细弱为气虚阳微之象。

治法:温补脾肾,益气回阳。

代表方药:温脾用补气运脾汤加减,温肾用右归丸加减。前方以人参、黄芪、白术、茯苓、甘草补脾益气,砂仁、陈皮、半夏和胃降逆。可加旋覆花、代赭石降逆止呕,加附子、干姜温补脾阳;若气阴两虚,加石斛、麦冬、沙参,以滋阴生津。后方用附子、肉桂、鹿角胶、杜仲、菟丝子补肾助阳,熟地黄、山茱萸、山药、枸杞子、当归补肾滋阴。

加减:若中气下陷,少气懒言,可用补中益气汤;若脾虚血亏,心悸气短,可用十全大补汤加减。噎膈至脾肾俱败阶段,一般宜先进温脾益气之剂,以救后天生化之源,待能稍进饮食与药物,再以暖脾温肾之方,汤丸并进,或两方交替服用。在此阶段,如因阳竭于上而水谷不入,阴竭于下而二便不通,称为关格,系开合之机已废、为阴阳离决的一种表现,当积极救治。

(四)其他疗法

1.单方验方

(1)威灵仙、白蜜各 30 g,山慈菇 10 g。水煎 3 次,每煎分 2 次服,每 4 小时服 1 次。适用于痰气交阻证。

(2)韭菜汁、牛乳各等分,调匀,频频呷服。适用于津亏热结证。

(3)代赭石 50 g,牛膝 50 g。上药共研成微细粉末,分为 24 等份,每天 3 次,每次 1 包。适用于津亏热结证。

(4)蝼蛄、蜣螂各 7 个,广木香 10 g,当归 15 g,共为细末,用黑牛涎半碗和药,黄酒送下。适用于噎膈之瘀血内结者。

(5)山慈菇 120 g,海藻、浙贝母、柿蒂、柿霜各 60 g,法半夏、红花各 30 g,乳香、没药各 15 g,三七 18 g,共为细末。每次 6 g,加适量白蜜,每天 2 次。适用于噎膈之瘀血内结者。

2.常用中成药

(1)沉香透膈丸。

功用主治:行气散瘀。用于气滞血瘀之噎膈。

用法用量:每次 10 粒,每天 2 次,含服或温姜水送服。

(2)紫金锭。

功用主治:清热解毒、化湿散结。用于痰气交阻,湿热毒蕴之噎膈。

用法用量:每次 0.6~1.5 g,每天 2 次,温开水磨服或外用。

(3)梅花点舌丹。

功用主治:清热化痰、活血化瘀。用于痰热交阻,气血不畅之噎膈。

用法用量:每次 3 粒,每天 2 次,将药放于舌上,以口麻为度,用温黄酒或温开水送下。

(4)西黄丸。

功用主治:益气活血、软坚散结。用于瘀血内阻,气滞痰凝之噎膈。

用法用量:每次 3～6 g,每天 1 次,温开水送服。

3.针灸疗法

(1)体针:以取足阳明经、足太阴经、足阳明经、手厥阴经、任脉穴为主。

处方:天突、中脘、足三里、膏肓、膻中、膈俞、心俞、天府、乳根。

配穴:吞咽困难者,可配合天鼎、巨阙、内关、膈俞、脾俞等穴;痰气交阻者,可配合太冲、中脘、丰隆;津亏热结者,可配合天枢、照海;瘀血内阻者,可配合合谷、血海、三阴交;气虚阳微者,可配合命门、气海、关元;肝胃不和者,可配合期门、内关、阳陵泉。

操作:毫针刺,实证用泻法,虚证用补法,胃寒及脾胃虚寒宜加灸。

(2)耳针:取咽喉、食管、贲门、胃、胸。毫针刺,中等强度刺激,或用王不留行贴压或埋针。

4.外治疗法

(1)外敷法:苍术、白术、川乌、生半夏、生大黄、生五灵脂、生延胡索、枳实、当归、黄芩、巴豆仁、三棱、莪术、连翘、防风、芫花、大戟等中药制成药膏,外敷或选穴外贴。

(2)推拿疗法:以理气开郁、化痰消瘀、滋阴养血为治疗大法,用推、按、揉、摩、拿、搓、擦等法。

取穴及部位:天突、中脘、足三里、内关、膈俞、脾俞、丰隆、照海、血海、三阴交、气海、关元。

操作:①推揉胸壁舒气法,两手掌及多指交叉分推前胸,双手掌叠揉胸骨前面,重点在剑突表面操作。②推抹、捏拿上腹,往返施术 5～10 遍,时间约为 5 分钟,以透热为度。③敲击上腹,在叠掌揉上腹部的基础上,侧指快速敲击以上部位。④双掌左右分推上背部,单掌推督脉及膀胱经路线,从大椎至背腰交界处,双拇指同时沿膀胱经路线,从大杼推按至三焦俞向下用力,以按为主,叠掌揉背部膀胱经路线。

五、临证参考

(一)区分"噎膈"与"食管癌"的不同

噎膈之症状表现与西医的食管癌具有相似之处,但两者不完全等同。噎膈是根据症状命名的,包括除食管癌以外的贲门痉挛、食管炎、食管狭窄等以吞咽困难为主症的其他疾病。食管癌是根据局部病理命名的,属于噎膈的范畴,是噎膈范围中的一个疾病。

(二)注意顾护津液及胃气

阴津亏耗是噎膈之本,疾病初期,阴津未必不损,使用行气、祛痰、活血之品当适当兼顾益气养阴,以免生变。后期津液枯槁,阴血亏损,治当滋阴补血。但滋腻之品亦不可过用,防滋腻太过有碍于脾胃,胃气一绝,则诸药罔效。所以养阴,可选用沙参、麦冬、天花粉、玉竹等,不能用生地黄、熟地黄之辈,以防腻胃碍气,并配合生白术、生山药、木香、砂仁健脾益气,芳香开胃。

(三)祛邪应重视邪毒夹杂

噎膈之病的病机复杂,多兼有顽痰、瘀血、气滞、热郁诸多因素,阻碍胃气,少有单一证型,所以在治疗时应通权达变,灵活遣方用药。若顽痰凝结,宜咸以散结,可加海藻、昆布、海蛤壳、瓦楞子等以化痰消积。若久病瘀血在络,化瘀用三棱、莪术、桃仁、红花,宜配合虫类药物搜络祛邪。方中可加用全蝎、水蛭、蜈蚣、壁虎等,搜剔削坚,散结避恶解毒。若气机阻滞,胸膈痞满者,可加用枳实、厚朴、柿蒂、刀豆子等开胸顺气,降逆和胃。如津伤热结者,可加白花蛇舌草、菝葜、冬凌草、山慈菇、半枝莲、山豆根、白英等清热解毒,和胃降逆。

(四)及早检查,确定病性

噎膈的病变范围较广,故应及早做相关检查,明确疾病的性质。食管痉挛属于功能性疾病,治疗以调理气机、和胃降逆为主。食管炎、贲门炎属于炎症性疾病,治予清热解毒、理气和胃之法。食管癌、贲门癌则为恶性肿瘤,早期无转移及严重并发症,应积极采用手术治疗,配合中药益气扶正、化痰活血、解毒散结。因为这3种情况疾病性质不同,治疗方法也不同,预后转归也不同,须把握病性,采用相应的治疗方法,提高临床疗效。

六、预防调护

(1)养成良好的饮食习惯,保持愉快的心情,为预防之要。

(2)如进食不宜过快,不吃过烫、辛辣、变质、发霉食物,忌饮烈性酒;多吃新鲜蔬菜、水果;宜进食营养丰富的食物,后期可进食牛奶、羊奶、肉汁、蜂蜜、藕汁、梨汁等流质饮食,顾护胃气。

(3)起居有常,勿妄作劳,避触秽浊之气。

(4)树立战胜疾病的信心。

第二节 嘈 杂

一、概念

嘈杂俗名"嘈心""烧心症",是指胃中空虚,似饥非饥,似辣非辣,似痛非痛,胸膈懊侬,莫可名状的一种病症,常兼有嗳气、吐酸等,亦可单独出现,常见于西医学的功能性消化不良、反流性食管炎、慢性胃炎和消化性溃疡等疾病中。因胃癌、胆囊炎等疾病引起的嘈杂不在本病证讨论范围。

二、病因、病机

嘈杂主要由饮食不节、情志不和、脾胃虚弱和营血不足等因素导致痰热、肝郁、胃虚、血虚,从而发生嘈杂。

(一)病因

1.饮食不节

饮食不节,暴饮暴食,损伤脾胃;或过食辛辣香燥,醇酒肥甘,或生冷黏滑难消化之食物,积滞中焦,痰湿内聚,郁而化热,痰热内扰而成嘈杂。

2.情志不和

肝主疏泄,若忧郁恼怒,使肝失条达,横逆反胃,致肝胃不和,气失顺降而致嘈杂。

3.脾胃虚弱

由于脾胃素虚,或病后胃气未复,阴分受损,或过食寒凉生冷,损伤脾阳,以致胃虚气逆,扰乱中宫而致嘈杂。

4.营血不足

由于素体脾虚,或思虑过度,劳伤心脾,或因失血过多,皆能造成营血不足,使胃失濡润,心失所养,致嘈杂萌生。

(二)病机

1.脾胃虚弱为本,胃失和降为发病关键

脾胃虚弱,可导致痰饮内生,或土虚木乘,若湿热或痰热久恋,日久阴液暗耗,或热病之后津液受戕,胃阴不足,濡润失司,致和降无能;或体质素弱,形瘦胃薄,复加生冷伤胃,饥饱伤脾,中气更馁,运化无力,水饮留滞,亦可导致嘈杂发生。嘈杂的病因病机脾胃虚弱为本,痰湿、热邪、气郁等为标,胃失和降为发病关键。

2.嘈杂病位在胃,其发病与脾、肝关系密切

脾主运化,胃主受纳,脾为胃运化水谷精微,脾宜升则健,胃宜降则和,而脾胃土的健运又有赖于肝木的正常疏泄。大凡经常饥饱不一或饮食不节,日积月累,脾胃运化失常,致湿热或痰热中阻,胃失通降之职;或性格内向,常常郁郁寡欢,致肝失条达,横逆犯胃,肝胃不和,胃失和降,均可引发嘈杂。

三、诊断与病证鉴别

(一)诊断依据

(1)胃脘部空虚感,似饥非饥,似辣非辣,似痛非痛,胸膈懊忱等症状,可伴有上腹部压痛。

(2)可伴有泛酸,嗳气,恶心,食欲缺乏,胃痛等上消化道症状。

(3)多有反复发作病史,发病前多有明显的诱因,如天气变化、情志不畅、劳累、饮食不当等。

(4)胃镜、上消化道钡餐等理化检查有明确的胃、十二指肠疾病,并排除其他引起上腹部疼痛的疾病。

(二)辅助检查

电子胃镜、上消化道钡餐,可做急、慢性胃炎,胃、十二指肠溃疡病等的诊断,并可与胃癌做鉴别诊断;幽门螺杆菌检测、血清胃泌素含量测定、血清壁细胞抗体测定、胃蛋白酶原测定及内因子等检查有利于慢性胃炎的诊断;肝功能、血尿淀粉酶、血脂肪酶化验和肝胆脾胰彩超等检查可与肝、胆、胰疾病做鉴别诊断;血常规、腹部 X 线检查可与肠梗阻、肠穿孔等做鉴别诊断。

(三)病证鉴别

1.嘈杂与胃痛

嘈杂是指胃内似饥非饥、似痛非痛,莫可名状的证候,常兼有嗳气、恶心、吐酸、干哕、胃痛等症。胃痛是指胃脘部感觉有隐痛、胀痛、刺痛、灼痛等不适的证候。嘈杂与胃痛的共同点：两者均属于胃脘部不适之证，其病因病机为饮食劳倦、肝气犯胃等以致损伤脾胃而发病。而鉴别的关键在于能否准确表达出症状，也就是说，嘈杂者无法清楚地说明自己的痛苦，但一般比疼痛症状较轻，也可发生于疼痛的前期；而胃痛则能准确表达清楚其部位、性质，一般发病较急，时好时犯。

2.嘈杂与吞酸

《张氏医通·嘈杂》曰："嘈杂与吞酸一类，皆由肝气不舒……中脘有饮则嘈，有宿食则酸。"指出嘈杂与吞酸病位相同，并具有相同的肝气不舒的病机，区别在于病因不同：嘈杂为饮邪所致，而吞酸的关键在于有宿食留滞。从临床实践来看，两者的临床表现明显不同，后者常自觉有酸水上泛，前者主要是胃中空虚，似饥非饥之状，但两者也可同时出现。引起嘈杂、吞酸的原因很多，也可为由同一原因引起的不同表现。

四、辨证论治

(一)辨证思路

1.辨虚实

本病首先当分虚实。实证分为胃热(痰热)证与肝胃不和证，虚证又可分为胃气虚、脾胃虚寒、胃阴虚及血虚。胃热者，嘈杂而兼恶心吐酸，口渴喜冷，舌质红，舌苔黄或干，脉多滑数；肝胃不和者，胃脘嘈杂如饥，似有烧灼感，胸闷懊侬、嗳气或泛酸，两胁不舒，发作与情绪关系较大，舌红，苔薄白，脉细弦；胃气虚者，嘈杂时作时止，兼口淡无味，食后脘胀，体倦乏力，舌淡，苔白，脉虚；脾胃虚寒者，嘈杂，多见泛吐清水或酸水，或兼恶心，呕恶，食少，腹胀，便溏，甚则形寒，舌淡，苔白，脉细弱；胃阴虚者，嘈杂时作时止，饥而不欲食，口干舌燥，舌质红，少苔或无苔，脉细数；血虚者，嘈杂而兼血虚征象。

2.辨寒热

次当辨寒热，胃热(痰热)证属实热证，胃阴虚证阴虚化热时，可出现五心烦热等而形成虚热证，胃气虚进一步发展，可见畏寒肢冷等而形成脾胃虚寒证。

3.辨脏腑

嘈杂痛病位主要在胃，但与肝、脾关系密切。辨证时要注意辨别病变脏腑的不同。如肝郁气滞致病导致肝胃不和嘈杂，其发病多与情志因素有关，痛及两胁，心烦易怒、嗳气频频；胃气虚证及脾气虚弱，中阳不振所致嘈杂，常伴纳差、便溏,面色少华,舌淡脉弱等脾胃虚弱或虚寒之象;口苦、泛酸,食油腻后加重者,多为胃热(痰热)证。

4.辨病势缓急轻重顺逆

凡嘈杂起病急骤者,病程较短,多由饮食不节,过食生冷,暴饮暴食,饮酒恼怒、情绪激动诱发,致寒伤中阳,食滞不化,肝气郁结,胃失和降而致嘈杂;凡嘈杂起病缓慢,疼痛渐发,病程较长。多由脾胃虚弱,失于调治,或重病大病,损伤脾胃,造成中气不足,升降失司,脾虚不能运化滞浊,胃气不和而致嘈杂。

嘈杂经过正确的治疗,病邪祛除,正气未衰,嘈杂可很快好转,嘈杂持续时间缩短,复发减少,多为顺象。若治疗不能坚持,或延误诊治,或复感新病邪,急性嘈杂发展为慢性嘈杂,经常复发,间隔时间缩短,嘈杂时间可长达数年。嘈杂若失治则可延为便闭、三消、噎膈之症,故应及时诊治,谨防恶变可能。

(二)治疗原则

脾胃位居中焦,胃气宜通、宜降、宜和,通则胃气降,降则气机和,和则纳运正常,纳运正常,则嘈杂自陈,故治疗嘈杂应抓住通、降、和三法。在治疗嘈杂的过程中,应时时注意顾护胃气。

(三)分证论治

1.胃热(痰热)证

症状:嘈杂而兼恶心吐酸,口渴喜冷,心烦易怒,或胸闷痰多,多食易饥,或似饥非饥,胸闷不思饮食,舌质红,舌苔黄或干,脉多滑数。

病机分析:胃热嘈杂,多由饮食伤胃,湿浊内留,积滞不化,或肝气失畅,郁而化热,气机不利,痰热内扰中宫,故出现心烦易怒、口渴,胸闷吞酸等症状;舌红苔黄,脉滑数,为热邪犯胃之象。

治法:清胃降火,和胃除痰。

代表方药:黄连温胆汤加减。方中以黄连、半夏为君,黄连直泻胃火,半夏降逆和胃化痰,与黄连配伍辛开苦降,宣通中焦;以寒凉清降的竹茹、枳实为臣,清胆胃之热,降胆胃之逆,既能泄热化痰,又可降逆和胃;佐以陈皮理气燥湿,茯苓健脾渗湿,使湿祛而痰消;取少量生姜辛以通阳,甘草益脾和胃,调和诸药,共为使药。此方应去大枣不用,因大枣性味甘温,有滋腻之性。诸药合用,可使痰热清,胆胃和,诸症可愈。

加减:胃痛者加延胡索、五灵脂;腹胀者加川厚朴、莱菔子;嗳气者加代赭石、旋覆花;泛酸者加瓦楞子、海螵蛸;纳呆者加山楂、神曲;便秘者加大黄;舌红郁热者加黄芩;苔腻湿重者加苍术、佩兰;热盛者,可加黄芩、山栀等,以增强其清热和胃功效。

2.肝胃不和证

症状:胃脘嘈杂如饥,似有烧灼感,胸闷懊恼,嗳气或泛酸,两胁不舒,发作与情绪关系较大。妇女可兼经前乳胀,月经不调,舌质红,苔薄白,脉细弦。

病机分析:肝主疏泄,若忧郁恼怒,使肝失条达,横逆犯胃,致肝胃不和,气失顺降,而致嘈杂。

治法:抑木扶土。

代表方药:四逆散加减。方中佛手、枳壳、白芍、绿萼梅疏肝抑木,石斛、白术、茯苓、甘草健脾胃补中气,瓦楞子、蒲公英抑酸护膜清热。

加减:妇女兼经前乳胀、月经不调者,可予丹栀逍遥散;两胁胀痛明显者,可加香橼、延胡索以增强疏肝理气作用。

3.胃气虚证

症状:嘈杂时作时止,兼口淡无味,食后脘胀,体倦乏力,舌淡,苔白,脉虚。

病机分析:胃者水谷之海,五脏六腑皆禀气于胃,如因素体虚弱,劳倦或饮食所伤,以致胃虚气逆,扰乱中宫,故见嘈杂。

治法:补益胃气。

代表方药:四君子汤加味。方中党参、白术、茯苓、甘草长于补中气,健脾胃,怀山药、白扁豆增强健脾之效。

加减:兼气滞者,加木香、砂仁调气和中;胃寒明显者,加干姜温胃散寒。

4.脾胃虚寒证

症状:嘈杂,多见泛吐清水或酸水,或兼恶心,呕恶,食少,腹胀,便溏,甚则形寒,中脘冰冷感,水声辘辘。面色萎黄或少华,舌质淡,苔白,脉细弱。

病机分析:脾胃虚弱,失于调治,或重病大病,损伤脾胃,造成中气不足,升降失司,脾虚不能运化滞浊,胃气不和而致嘈杂。

治法:温中健脾,理气和胃。

代表方药:四君子汤合二陈汤加减。方中党参、白术、茯苓、甘草、怀山药、黄芪等益气健脾;陈皮、半夏、木香、砂仁理气和胃;炒薏苡仁、白扁豆健脾渗湿。

加减:若寒痰停蓄胸膈,胀满少食而为嘈杂者,宜和胃二陈煎,或和胃饮。若脾胃虚寒,停饮作酸嘈杂者,宜温胃饮,或六君子汤。若脾肾阴分虚寒,水泛为饮,作酸嘈杂者,宜理阴煎,或金水六君煎。

5.胃阴虚证

症状:嘈杂时作时止,饥而不欲食,食后饱胀,口干舌燥,大便干燥,舌质红,少苔或无苔,脉细数。

病机分析:胃阴不足,胃失濡养,胃失和降,胃虚气逆,故见嘈杂,饥而不欲食,食后饱胀,口干舌燥,大便干燥,舌红,少苔或无苔,脉细数为胃阴不足之象。

治法:滋养胃阴。

代表方药:益胃汤加减。方中沙参、麦冬、生地黄、玉竹、石斛、冰糖甘凉濡润,益胃生津,冀胃阴得复而嘈杂自止。

加减:胃脘胀痛者,可加玫瑰花、佛手、绿萼梅、香橼等理气而不伤阴之品;食后堵闷者,可加鸡内金、麦芽、炒神曲等以消食健胃;大便干燥者,加瓜蒌仁、火麻仁、郁李仁等润肠通便;阴虚化热者,可加天花粉、知母、黄连等清泄胃火;泛酸者,可加煅瓦楞子、海螵蛸等以制酸。

6.血虚证

症状:嘈杂而兼面黄唇淡,心悸头晕,夜寐多梦,善忘,舌质淡,苔薄白,脉细弱。

病机分析:营血不足,心脾亏虚,胃失濡养,故见嘈杂。心失血养,故心悸,夜寐梦多;脑失血濡,故头晕,善忘;面黄唇淡,舌淡,脉细弱均为血虚之象。

治法:益气补血,补益心脾。

代表方药:归脾汤加减。方中取四君子汤补气健脾,使脾胃强健而气血自生,乃补血不离健脾之意;木香理气,生姜、大枣调和营卫,龙眼、酸枣仁、远志养心安神,用于血虚嘈杂,甚为合拍。

加减:兼气虚者,可加黄芪、党参、白术、茯苓以健脾益气;泛吐清水者,加吴茱萸、高良姜;便溏甚者,加薏苡仁;腹胀明显者,加枳壳、厚朴。

(四)其他疗法

1.单方验方

(1)煅瓦楞 30 g,炙甘草 10 g,研成细粉末,每次 3 g,每天 3 次口服。

(2)海螵蛸 15 g,浙贝母 15 g,研成细粉末,每次 2 g,每天 3 次口服。

(3)煅瓦楞 15 g,海螵蛸 15 g,研成细粉末,每次 2 g,每天 3 次口服。

(4)鸡蛋壳去内膜洗净,炒黄,研成细粉末,每次 2 g,每天 2 次口服。

(5)龙胆草 1.5 g,炙甘草 3 g,水煎 2 次,早晚分服。

2.常用中成药

(1)香砂养胃丸。

功用主治:温中和胃。用于胃脘嘈杂,不思饮食,胃脘满闷或泛吐酸水。

用法用量:每次 3 g,每天 3 次。

(2)胃复春。

功用主治:健脾益气,活血解毒。用于脾胃虚弱之嘈杂。

用法用量:每次 4 片,每天 3 次。

(3)养胃舒。

功用主治:滋阴养胃,行气消导。用于口干、口苦、纳差、消瘦等阴虚嘈杂证。

用法用量:每次 1~2 包,每天 3 次。

(4)小建中颗粒。

功用主治:温中补虚,缓急止痛。用于脾胃虚寒,脘腹疼痛,喜温喜按,吞酸的嘈杂。

用法用量:每次 15 g,每天 3 次。

3.针灸疗法

胃热者选穴:足三里、梁丘、公孙、内关、中脘、内庭。脾胃虚寒者选穴:足三里、梁丘、公孙、内关、中脘、气海、脾俞。胃寒者选穴:足三里、梁丘、公孙、内关、中脘、梁门。肝郁者选穴:足三里、梁丘、公孙、内关、中脘、期门、太冲。胃阴不足者选穴:足三里、梁丘、公孙、内关、中脘、三阴交、太溪。

操作:毫针刺,实证用泻法,虚证用补法,胃寒及脾胃虚寒宜加灸。

4.外治疗法

(1)取吴茱萸 25 g,研末,过 200 目筛,用适量食醋和匀,外敷涌泉穴,每天 1 次,每次30 分钟。

(2)取吴茱萸 5 g,白芥子 3 g,研为细末,用纱布包扎,外敷中脘穴,每次 20 分钟,并以神灯(TDP 治疗仪)照射。

五、临证参考

(一)明确诊断,掌握预后

明确诊断是采取正确治疗的前提。嘈杂所对应的相关疾病整体预后较好,但萎缩性胃炎、胃溃疡等疾病为胃癌前状态性疾病,有潜在恶变的可能性,应根据病变的轻重程度,及时复查,明确病情的转归,及时更改治疗方案。慢性胃炎伴重度异型增生患者需及时行内镜或手术治疗;消化性溃疡注意有无合并出血、幽门梗阻或癌变者,如出现这些合并症,应中西医结合治疗。

(二)判断病情的特点,注意辨证辨病相结合

嘈杂治疗上应注意辨证辨病相结合,辨证时必须注意辨别病情的轻重缓急、病性的寒热虚实,审察气血阴阳,观察整个病程中的症情转化,做到随证化裁。同时,采用理化检查以明确疾病诊断,病证结合,进一步判断疾病的特点,既不延误病情,又能针对性地指导治疗。如对于消化性溃疡,考虑到其致病因素主要为胃酸,在辨证施治的基础上可配合使用制酸护膜、生肌愈疡的药物,如白及、乌贼骨、瓦楞子、浙贝母等;对于萎缩性胃炎,应注意濡润柔养,兼以活血通络,切勿刚燥太过;对于胃食管反流病,则应注意泄肝和胃降逆。

(三)结合胃镜及组织病理特点选用药物

胃镜及组织病理检查为中医辨证施治提供了更客观、更丰富的临床资料,治疗时应不忘结合胃镜病理特点治疗。如伴有幽门螺杆菌感染的患者,特别是根除失败的患者,在西医标准三联根除幽门螺杆菌治疗方案的基础上,我们可以配合黄连、黄芩、黄芪、党参等扶正清热解毒中药治疗,以冀提高幽门螺杆菌的根除率;对于慢性萎缩性胃炎伴有肠上皮化生或异性增生者,在辨证论治的基础上,可予健脾益气,活血化瘀中药,并适当选用白花蛇舌草、半枝莲、半边莲、藤梨根等抗癌中药,并告知患者定期复查胃镜及组织病理;伴有食管、胃黏膜糜烂者,在配伍三七粉、白及、乌贼骨、煅瓦楞等制酸护膜药物。

六、预防调护

(1)注意在气候变化的季节里及时添加衣被,防寒保暖。

(2)1日3餐定时定量,细嚼慢咽,避免进食过烫、过冷的食物和辛辣刺激性食品,避免进食过咸、过酸及甜腻的食物,戒烟酒等。

(3)慎用对胃黏膜有损伤的药物,如非甾体抗炎药、糖皮质激素、红霉素等。

(4)保持心情舒畅,保持正常的生活作息规律,避免劳累过度。

第三节 吐 酸

一、概念

吐酸是指胃中酸水上泛,随即吐出的病证,历代尚有"醋心""噫醋"之称。本

病主要涵盖了西医学中的食管、胃、十二指肠以吐酸为主要临床表现的疾病,如胃食管反流病、急性胃炎、慢性胃炎、功能性消化不良、胃及十二指肠球部溃疡等疾病。

二、病因、病机

吐酸的病因主要与饮食、情志有关。"肝失疏泄、胃失和降、胃气上逆,酸水泛溢"是本病主要病机。

(一)病因

1.外感风寒

寒邪犯胃,胃阳被遏,湿浊内停,郁而化热为酸。

2.情志因素

郁怒伤肝,肝木疏泄失常,气机阻滞,横逆犯胃,肝郁化热;或思虑过度,损伤脾胃,脾阳不足,痰浊内聚,酿而成酸。

3.内伤饮食

饮食不洁,或过食肥甘厚味醇酒煎炸食物,损伤脾胃,食不消化,湿热内生;或过食生冷,中阳受伤,致胸膈痞塞,胃气不和而致本症。

4.脾胃虚弱

先天不足或劳倦内伤,脾胃受损,中焦失运,谷不消化,酿而为酸。

(二)病机

1.病位在脾胃,与肝胆关系密切

《灵枢·四时气》云:"邪在胆,逆在胃。"张景岳在《景岳全书·吞酸》曰:"腹满少食,吐涎呕恶,吞酸嗳气,谵语多思者,病在脾脏。"刘完素在《素问玄机原病式·六气为病·吐酸》中说:"酸者,肝木之味也。由火盛制金,不能平木,则肝木自甚,故为酸也。"《四明心传》云:"凡为吞酸,尽属肝木,曲直作酸也。"明代秦景明《症因脉治·外感吐酸水·内伤吐酸水》论及的"呕吐酸水之因,恼怒忧郁,伤肝胆之气,木能生火,乘克脾胃,则饮食不能消化,停积于胃,遂成酸水浸淫之患矣"。

2.肝气郁结,横逆犯胃,胃失和降是本病病机的关键

《症因脉治》认为:"呕吐酸水之因,平时郁结,水饮不化,外被风寒所束,上升之气,郁而成积,积之既久,湿能生热,湿盛木荣,肝气太盛,遂成木火之化,因吞酸、吐酸之症作矣",而"恼怒忧郁,伤肝胆之气,木能生火,乘胃克脾,则饮食不能消化,停积于胃,遂成酸水浸淫之患矣"。

3.郁热与痰阻是本病的重要病理因素

《素问·至真要大论》指出:"诸呕吐酸,暴注下迫,皆属于热""少阳之胜,热客于胃,烦心心痛,目赤欲呕,呕酸善饥"。《医宗金鉴》云:"干呕吐酸苦,胃中热也。"《诸病源候论·噫醋候》认为"噫醋"是"上焦有停痰,脾胃有宿冷,故不能消谷,谷不消则胀满而气逆,所以好噫而吞酸,气息醋臭"。明代龚信在《古今医鉴·梅核气》中将其病机描述为:"始因喜怒太过,积热蕴隆,乃成厉痰郁结致斯疾耳"。

三、诊断与病证鉴别

(一)诊断依据

(1)吐酸以酸水由胃中上泛,从口吐出为主要诊断依据。

(2)常伴有胃痛,嗳气,腹胀,嘈杂易饥等上消化道症状。

(3)多有反复发作病史,发病前多有明显的诱因,如外感风寒、饮食不当,情志不畅等。

(4)胃镜、上消化道钡餐等理化检查有明确的胃、十二指肠疾病,并排除其他引起吐酸的疾病。

(二)辅助检查

电子胃镜、上消化道钡餐,可做急、慢性胃炎,胃、十二指肠溃疡病,上消化道肿瘤等诊断;肝功能、淀粉酶化验和 B 超等检查可与肝、胆、胰疾病作鉴别诊断。

(三)病证鉴别

1.吐酸与嘈杂

吐酸与嘈杂在病因病机上有许多相同之处,但临床表现不一致。吐酸是胃中不适,口吐酸水为主要临床表现的病证。嘈杂是胃中空虚,似饥非饥,似辣非辣,似痛非痛,胸膈懊恼,不可名状,或得食而暂止,或食已而复嘈为主要临床表现的病证。

2.吐酸与呕吐

吐酸与呕吐同属胃部疾病,吐酸即是呕吐酸水的临床表现,可属呕吐的范畴,但因其又有特殊的表现和病机,因此又当与呕吐相区别。呕吐是胃失和降,气逆于上,胃中之物从口吐出的病证,以有物有声为特征,病机为邪气干扰,胃虚失和所致。吐酸多由肝气郁结,胃气不和而发,属于热者,多由肝郁化热而致;属于寒者,可由寒邪犯胃,或素体脾胃虚寒而成;饮食停滞者嗳腐吞酸,是由食伤脾胃之故。

四、辨证论治

(一)辨证思路

本病多由肝气郁结,胃气不和而发,其中有偏寒、偏热之差异。属于热者,多由肝郁化热而致;属于寒者,可由寒邪犯胃,或素体脾胃虚寒而成;饮食停滞之泛酸噫腐者,是由食伤脾胃之故。临床当首辨寒热,次辨病在肝在胃,再辨是否兼夹食滞或痰湿。

(二)治疗原则

吐酸的临床治疗,常以调肝为其根本,但必须根据寒热证型,或泄肝和胃,辛开苦降,或温中散寒,和胃制酸,夹食加消导和中,兼痰配化痰祛湿,并可适当加入海螵蛸、煅瓦楞子等制酸药。病位均不离脾、胃、肝三者,基本病机在于中焦升降失常,胃气上逆而致病。正是基于这种认识,"疏肝理气,和胃降逆"乃治疗本病的基本原则。

(三)分证论治

1.肝胃郁热证

症状:吐酸时作,胃脘灼热,口苦而臭,心烦易怒,两胁胀闷,舌红,脉弦数。

病机分析:肝郁化火,横逆犯胃,胃失和降,浊气上泛,故见吐酸时作;肝脉布胁肋,故两胁胀闷;肝火上炎则口苦、心烦易怒;胃火炽盛则口臭、胃脘灼热;舌红苔黄,脉象弦数乃肝胃火郁的征象。

治法:疏肝泄热,降逆和胃。

代表方药:逍遥散合左金丸。前方疏肝解郁,健脾和营适用于肝气不疏者;后方清泻肝火,降逆止呕,适用于肝火犯胃者。方中柴胡疏肝解郁;当归、白芍养血柔肝;白术、茯苓健脾去湿;生姜、炙甘草温中益气;薄荷少许,助柴胡疏肝清热;黄连清肝火,泻胃热;吴茱萸疏肝解郁,和胃降逆。

加减:热甚者,可加黄芩、焦山栀;泛酸甚者,加煅瓦楞、海螵蛸;大便秘结者,加虎杖、全瓜蒌;不寐者,加珍珠母、夏枯草。

2.脾胃虚寒证

症状:吐酸时作,兼吐清水,口淡喜暖,脘闷食少,少气懒言,肢倦不温,大便时溏,舌淡苔白,脉沉弱或迟缓。

病机分析:脾胃虚寒,胃气不和,浊阴上逆故见吐酸时作、兼吐清水;脾阳不足,运化失健,则脘闷食少;脾胃气虚,纳运乏力,则少气懒言;阳虚阴盛,寒从中生,故口淡喜暖,肢倦不温;阴寒之气内盛,水湿不化,见大便溏泄。

治法:温中散寒,和胃制酸。

代表方药:吴茱萸汤合香砂六君子汤。前方温中补虚,降逆止呕,适用于肝胃虚寒,浊阴上逆者;后方益气健脾,行气化痰,适用于脾胃气虚,痰阻气滞者。方中人参致冲和之气,白术培中宫,茯苓清治节,甘草调五脏,陈皮以利肺金之逆气,半夏以疏脾土之湿气,木香以行三焦之滞气,砂仁以通脾肾之元气,吴茱萸温胃暖肝、和胃降逆,生姜温胃散寒、降逆止呕。

加减:胃气上逆者加旋覆花、代赭石;嗳气频繁者,加白蔻、佛手;若病久及肾,肾阳不足,腰膝酸软,肢冷汗出,可加附子、肉桂温补脾肾。

3.湿阻脾胃证

症状:吐酸时作,喜唾涎沫,时时欲吐,胸脘痞闷,嗳气则舒,不思饮食,舌淡红,苔白滑,脉弦细或濡滑。

病机分析:湿浊中阻,脾胃不和,升降失常,胃气上逆,故吐酸时作、时时欲吐;湿阻气滞,则胸脘痞闷、嗳气则舒;湿邪伤脾,脾运失健,则不思饮食;津液布散失常则喜唾涎沫;舌淡红,苔白滑,脉弦细或濡滑为脾虚湿滞的征象。

治法:化湿和胃,理气解郁。

代表方药:藿香正气散。方中藿香和中止呕;半夏曲、陈皮理气燥湿,和胃降逆以止呕;白术、茯苓健脾运湿;大腹皮、厚朴行气化湿;紫苏、白芷醒脾宽中,行气止呕;桔梗宣肺利膈,又助化湿;生姜、甘草、大枣,调和脾胃。

加减:湿浊留恋,苔腻不化者,可加苍术、佩兰化湿醒脾;湿郁化热,舌苔黄腻者,可加黄连、黄芩清热化湿;大便稀溏者,加山药、白扁豆健脾止泻。

4.食滞胃腑证

症状:胃脘饱胀,嗳腐吞酸,甚至呕恶,宿食上泛,纳谷乏味或不思饮食,舌苔黄腻,脉滑实。

病机分析:暴饮暴食,损伤脾胃,脾胃纳化失常,中焦气机受阻。食浊内阻则胃脘饱胀、纳谷乏味或不思饮食;胃失和降,胃气上逆,胃中腐败谷物上泛,故嗳腐吞酸、甚至呕恶,宿食上泛;舌苔黄腻,脉滑实是食滞内停的征象。

治法:宽中行滞,健脾助消。

代表方药:保和丸。方中山楂消油腻肉积;神曲消酒食陈腐之积;莱菔子消面食痰浊之积;陈皮、半夏、茯苓理气和胃,燥湿化痰;连翘散结清热。诸药合用,有消食导滞、理气和胃之功。

加减:若积滞化热,腹胀便秘,可用小承气汤通腑泄热;胃中积热上冲,可用竹茹汤清胃降逆;若饮食停滞兼有脾胃虚弱者,可用枳术丸消食健脾;若饮食停滞兼有湿热内阻者,可用枳实导滞丸消积导滞,清利湿热。

(四)其他疗法

1.单方验方

(1)煅牡蛎、煅鸡蛋壳,研末口服,每次 4.5 g,每天 3 次,治胃酸过多。

(2)海螵蛸 120 g,砂仁 30 g,共研末,每次 3 g,每天 2 次,开水送服,治胃寒、吐酸。

(3)吴茱萸 9 g(开水泡去苦水),生姜 3 g,水煎服,治恶心吐酸。

2.常用中成药

(1)胃苏冲剂,每次 1 包,每天 3 次,口服。

(2)健胃愈疡片,每次 4 粒,每天 3 次,口服。

(3)舒肝片,每次 4 粒,每天 2 次,口服。

(4)温胃舒胶囊,每次 3 粒,每天 2 次,口服。

3.针灸疗法

针刺中脘、内关、足三里。热证加刺阳陵泉,用泻法;寒证用补法,并加艾灸。

五、临证参考

(一)辨属寒属热

本病属肝失条达,横逆犯胃,致胃气上逆为患,临床应首辨寒热。如《素问·至真要大论》云:"诸呕吐酸,暴注下迫,皆属于热。"明代《医灯续焰·吞酸吐酸》云:"吞酸与吐酸是皆形寒胃冷……故统宜温中散寒,令郁滞开而病自愈矣。"提出以温中散寒为主治疗该病。《证治汇补·吞酸》云:"初因标寒,宜暂与辛温反佐以开发之;久成郁热,宜以寒凉清解,或分利之;结散热去,则气自通和,酸亦自已也。"指出本病应分阶段治疗。

(二)辨属虚属实

临床上应根据虚实的不同合理用药。如张璐《张氏医通》提出以六君子汤补脾运痰为主治疗本病。俞根初《重订通俗伤寒论·清凉剂》提到应用清肝和胃法治疗该病。

六、预防调护

(1)进食应细嚼慢咽,避免吃刺激性及促进胃液分泌的食物,如多纤维的芹菜、韭菜、黄豆芽、海带和浓缩果汁等。辣椒、芥末、烈性酒、咖喱、胡椒粉、蒜、薄荷等也不宜食用。此外，甜食、红薯在胃内易产酸，也要尽量少食。

（2）避免吃生冷及不易消化的食物。饭菜要软烂、容易消化，以减轻胃的负担。

（3）减少脂肪摄入，脂肪可延缓胃排空，刺激胆囊收缩与分泌，降低食管括约肌压力，烹调以煮、炖、烩为主，不用油煎炸。

（4）日常膳食中应有足够的营养素，如蛋白质和易消化的食物。因为蛋白质能中和胃酸，有利于减少胃酸和修复病灶。

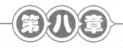

气血津液病证

第一节 内伤发热

内伤发热是指凡因脏腑气血阴阳虚损或失调而引起的以发热为主要表现的病证。临床上多表现为低热,有时可见高热,或患者自觉发热而体温不高。本证一般起病较缓,病程较长。

西医学的功能性低热、结缔组织疾病、慢性感染性疾病等所引起的发热,可参考本节辨证治疗。

一、病因、病机

(一)阴精亏虚

素体阴虚,或失血伤阴,或温热病经久不愈,或因久泻伤阴,或因用温燥药过多,导致阴液亏损,阴不济阳,阳气偏盛,引起阴虚内热。

(二)中气不足

过度劳累,损伤中气,脾失生化,或饮食失于调理,造成中焦脾胃气虚,致虚阳外越,或阴火上冲,或卫外不固,营卫失和,引起发热。

(三)肝郁化火

情志抑郁,肝气不能条达,气郁于内,郁而化火而致发热。

(四)瘀血内阻

气滞、外伤、出血等原因导致瘀血内结,停积于体内,气血不通,营卫壅遏,引起发热。

(五)内湿停滞

饮食不节,或嗜食肥甘厚味辛辣,或忧思气结等,使脾胃受损,健运失职,津液不运,积聚生湿,郁久而化热。

二、辨证论治

内伤发热的一般特点是发热缓慢,病程较长,发热而不恶寒,或怯冷得衣被则解,或发热时作时止,或发有定时,且多感手足心热,可伴头晕神倦、自汗盗汗、脉弱无力等。调理阴阳、补虚泻实是内伤发热的基本治疗原则,临床需根据内伤发热证候的不同,采取相应的治疗方法,对虚实夹杂者,则需分清主次,兼而顾之。

(一)阴虚发热

1.证候

午后潮热或夜间发热,五心烦热,轻者不觉发热,只感面部灼热,颧红,盗汗,口燥咽干,或见眩晕失眠,舌质红少苔,脉细数。

2.证候分析

由于阴液亏虚,内热自盛,且午后或夜间阴气当令,阳来入阴,阴虚不能制阳,则阳气偏旺,故发热,或午后潮热或夜间发热,五心烦热。虚热内蒸,迫津外泄而盗汗。虚热上浮则两颧潮红。阴虚失于濡润,故口燥咽干。阴虚阳亢,虚火上扰,故失眠,眩晕。舌质红少苔,脉细数,乃属阴虚内热之象。

3.治法

滋阴清热。

4.方药

清骨散(银柴胡、胡黄连、秦艽、鳖甲、地骨皮、青蒿、知母、甘草)。阴虚较甚加生地黄、玄参以助滋阴清热。若发热伴头晕眼花,身倦乏力,心悸不宁,面白无华,舌淡,脉细弱者,为血虚发热,用归脾汤(人参、白术、黄芪、炙甘草、远志、酸枣仁、茯神、龙眼肉、当归、木香、大枣、生姜)加首乌、熟地黄、银柴胡、白薇等。

(二)气虚发热

1.证候

发热以上午为常见,劳倦即复发或加重,伴有声低气短,倦怠乏力,饮食少味,或兼恶风自汗,舌质淡,边尖有齿痕,舌苔薄,脉大无力。

2.证候分析

气虚发热多由脾胃气虚所引起。"脾胃气虚,则下流于肾,阴火得以乘其土位"(《脾胃论》)而发热。上午阳气初生而未盛,故以上午常见,且劳则气耗,故劳倦则复发或加重。脾胃虚弱,运化失职,则饮食乏味,声低气短。脾主四肢,气虚则肢体乏力。气虚卫外不固则恶风、自汗。舌质淡,舌苔薄,边尖有齿痕,脉大无力,皆属气虚之象。

3.治法

甘温除热。

4.方药

补中益气汤(黄芪、人参、白术、炙甘草、当归、陈皮、升麻、柴胡)。若进而发展为阳气虚衰,虚阳外越,则热而形寒,面色㿠白,汗出肢冷,腰酸便溏,舌质淡,脉沉细而微,或浮大无根,用参附汤(人参、熟附子)。

(三)肝郁发热

1.证候

发热不甚,或午后低热,常随情绪波动而起伏,抑郁不欢,喜叹息,或烦躁易怒,或兼胸胁胀痛,口苦咽干,泛恶欲呕,或妇女月经不调,舌质淡红,舌苔薄黄,脉弦细数。

2.证候分析

情志不畅,肝失疏泄,肝气郁滞,郁久化热,故出现发热,或午后低热。因情志所伤,故发热随情绪波动而起伏。肝气郁结,疏泄失常,故抑郁不欢,胸胁胀痛。肝气郁结,则血行不畅,故见妇女月经不调。叹气则气机暂得舒畅,故喜叹息。肝火上扰心神,故烦躁易怒。肝火烁津,则口苦咽干。肝气犯胃,胃失和降,则泛恶欲呕。舌质淡红,舌苔薄黄,脉象弦细数,为肝郁化火之象。

3.治法

舒肝解郁,清肝泄热。

4.方药

丹栀逍遥散(柴胡、当归、白芍、白术、茯苓、炙甘草、薄荷、煨姜、牡丹皮、山栀)加减。发热甚,加黄芩、地骨皮、白薇。胸胁胀痛明显,加青皮、郁金、香附。妇女月经不调,加益母草、泽兰。

(四)瘀血发热

1.证候

发热或潮热,胁腹刺痛,拒按,痛有定处,甚则面色暗黑,肌肤甲错,烦躁不安或如狂,舌质紫暗或有瘀斑,脉沉弦或涩。

2.证候分析

凡离经之血停滞在内,或气郁日久而血瘀,或经络损伤,或因疮疡气血凝结,瘀久而化热。瘀热互结则见潮热。瘀热停于脉络,气血阻滞,故胁腹刺痛。气血不能上荣于面与外达肌肤,故见面色暗黑,肌肤甲错。瘀热内扰心神,故烦躁不安甚或如狂。舌质紫暗,瘀斑,脉沉弦或涩,皆为瘀血内阻之象。

3.治法

活血化瘀,理气通络。

4.方药

桃仁承气汤(桃仁、桂枝、甘草、大黄、芒硝)。若妇女月经始来,或恶露不下,瘀血发热,原方减芒硝,加蒲黄、五灵脂、红花、香附、柴胡。若因疮疡发热,原方减桂枝,加牡丹皮、红花、蒲公英、野菊花;若妇女因月经闭止,肌肤甲错,原方可加水蛭、三棱。

(五)湿阻发热

1.证候

发热不甚,午后明显,热难速已,或身热不扬,胸闷脘痞,头重如裹,身重而累,不欲饮食,渴而不欲饮,大便不爽,舌质红,苔黄腻,脉濡数。

2.证候分析

湿邪内生,郁而化热,故见发热,湿为阴邪,阴邪自旺于阴分,故出现午后发热明显。湿性黏滞,故热难速已,或身热不扬。湿邪蒙蔽清窍,故头重如裹。湿邪阻滞气机,则胸闷脘痞,身重而累。湿阻中焦,脾失健运,故不欲饮食。湿停于内,故渴而不欲饮。湿热停滞肠道,则大便不爽。舌红苔黄腻,脉濡数,为湿郁化热之象。

3.治法

宣畅气机,清热化湿。

4.方药

三仁汤(杏仁、白蔻仁、薏苡仁、半夏、厚朴、通草、淡竹叶、滑石)加减。头重如裹,加白芷、藁本。胸闷脘痞,加佩兰、苍术、郁金、陈皮。

三、针灸治疗

(一)阴虚发热

可选用三阴交、太溪、复溜、大椎穴,用补泻兼施法。每天1~2次。

(二)气虚发热

可选用脾俞、胃俞、气海、合谷、尺泽穴,用补泻兼施法。每天1~2次。

（三）肝郁发热

可选用行间、侠溪、风池、大椎、曲池、内关穴，用泻法。每天 1～2 次。

（四）瘀血发热

可选用血海、膈俞、中冲、阳陵泉、人中、神门穴，用泻法。每天 1～2 次。

（五）湿阻发热

可选取合谷、大椎、丰隆、内关、公孙、足三里穴，用泻法。每天 1～2 次。

第二节　虚　劳

虚劳是指以五脏虚证为主要临床表现的多种慢性虚弱证候的总称。又称虚损。

历代医籍对虚劳的论述甚多。《素问·通评虚实论》提出的"精气夺则虚"是虚证的提纲。而《素问·调经论》所谓"阳虚则外寒，阴虚则内热"，进一步说明虚证有阴虚、阳虚之别，并明确了阴虚、阳虚的主要特点。《难经·十四难》论述了"五损"的症状及病势传变，并根据五脏的所主及其特性提出相应的治疗大法，如"损其肺者益其气，损其心者调其荣卫，损其脾者调其饮食、适寒温，损其肝者缓其中，损其肾者益其精。"汉·张仲景在《金匮要略·血痹虚劳病脉证并治》篇首先提出了"虚劳"的病名，分阳虚、阴虚、阴阳两虚三类，详述症、因、脉、治，治疗着重于温补脾肾，并提出扶正祛邪、祛瘀生新等治法，首倡补虚不忘治实的治疗要点。《诸病源候论·虚劳病诸候》比较详细地论述了虚劳的原因及各类症状，对五劳（心劳、肝劳、肺劳、脾劳、肾劳）、六极（气极、血极、筋极、骨极、肌极、精极）、七伤（大饱伤脾，大怒气逆伤肝，强力举重、久坐湿地伤肾，形寒、寒饮伤肺，忧愁思虑伤心，风雨寒暑伤形，大恐惧不节伤志）等内容做了具体阐释。金元以后，对虚劳的理论认识及临床治疗都有较大的发展。如李东垣重视脾胃，长于甘温补中。朱丹溪重视肝肾，善用滋阴降火。明·张景岳深刻地阐发了阴阳互根的理论。提出"阴中求阳，阳中求阴"的治则，在治疗肾阴虚、肾阳虚的理论及方药方面有新的发展。汪绮石重视肺、脾、肾在虚劳中的重要性，所著《理虚元鉴》中明确指出："治虚有三本，肺、脾、肾是也。肺为五脏之天，脾为百骸之母，肾为性命之根，治肺、治脾、治肾，治虚之道毕矣。"清·吴澄的《不居集》系统汇集整理了虚劳的资料,是研究虚劳的一部有价值的参考书。

虚劳所涉内容很广,是中医内科学中范围最广的一种病证。凡先天禀赋不足,后天调护失当,病久体虚,积劳内伤,久虚不复等导致的多种以脏腑气血阴阳亏损为主要表现的病证,均属于本病证的范畴。

现代医学中多系统的众多慢性消耗性疾病及功能衰退性疾病,出现虚劳的临床表现时,可参考本节进行辨证论治。

一、病因、病机

引起虚劳的原因很多。《理虚元鉴·虚症有六因》全面归纳了虚劳之因,提出"有先天之因,有后天之因,有痘疹及病后之因,有外感之因,有境遇之因,有医药之因",表明多种病因作用于人体,引起脏腑亏损,气血阴阳亏虚,日久不复,皆可发展为虚劳。概言之,其病因不外先天、后天两大因素。以脏腑亏损、气血阴阳虚衰为主要病机。

(一)禀赋不足

因父母体虚,禀赋薄弱,或孕育不足,胎中失养,或后天喂养不当,水谷精气不充,均可导致先天禀赋不足,体质不强,易于患病,病后久虚不复,脏腑气血阴阳日渐亏虚,发为虚劳。

(二)烦劳过度

烦劳过度,因劳致虚,损伤五脏。如《素问·宣明五气》篇指出:"久视伤血,久卧伤气,久坐伤肉,久立伤骨,久行伤筋。"《医家四要·病机约论》也说:"曲运神机则劳心,尽心谋虑则劳肝,意外过思则劳脾,预事而忧则劳肺,色欲过度则劳肾。"在各种劳损中,尤以劳神过度及恣情纵欲较为常见。

(三)饮食不节

暴饮暴食,饥饱无常,或嗜欲偏食,营养不良,或饮酒过度,均会损伤脾胃,久则气血无以生化,内不能和调于五脏六腑,外不能洒陈于营卫经脉,形成虚劳。

(四)大病久病

邪气强盛,正气短时难复,损伤脏气,耗伤气血阴阳,复以病后失于调养,每易发展为虚劳;或久病迁延失治,邪气留恋,病情传变日深,损耗人体的气血阴阳;或妇人产后调理失当,正虚难复,均可演变为虚劳。

(五)误治失治

因误诊误治,或遣方用药不当,以致精气耗损,既延误治疗,又损及阴精或阳气,从而发为虚劳。

虚劳之病位主要在五脏,尤以脾肾为主。由于五脏相关,气血同源,阴阳互根,所以一脏受病,可以累及他脏,互相影响和转化。虽病因各异,或是因虚致病,因病致劳,或是因病致虚,久虚不复成劳,但究其病理性质,主要为气、血、阴、阳的亏耗。气虚不能生血,血虚无以载气。气虚日久阳亦渐衰,血虚日久阴也不足。阳损日久,累及于阴;阴亏日久,累及于阳。病势日渐发展,而病情趋于复杂。

二、诊断要点

(一)症状

多见于形神衰败,身体瘦弱,大肉尽脱,心悸气短,自汗盗汗,面容憔悴,食少厌食,或五心烦热,或畏寒肢冷,脉虚无力等症。具有引起虚劳的致病因素及较长的病史。

(二)检查

虚劳涉及的病种甚多,必须结合患者的具体情况,针对主要症状有选择地做相应的检查,以便重点掌握病情。一般常选用血常规、血生化、心电图、X 线摄片、免疫功能测定等检查。特别要结合原发病做相关检查。

三、鉴别诊断

(一)肺痨

宋代严用和在《济生方·五劳六极论治》中指出:“医经载五劳六极之证,非传尸骨蒸之比,多由不能卫生,始于过用,逆于阴阳,伤于营卫,遂成五劳六极之病焉。”两者鉴别的要点是肺痨乃因正气不足而被痨虫侵袭所致,病位主要在肺,具有传染性,以阴虚火旺为其病理特点,以咳嗽、咳痰、咯血、潮热、盗汗、消瘦为主要临床症状;而虚劳由多种原因所导致,久虚不复,病程较长,一般无传染性,以脏腑气、血、阴、阳亏虚为其基本病机,可分别出现五脏气、血、阴、阳亏虚的多种临床症状。

(二)其他疾病中的虚证

虚劳与内科其他病证中的虚证证型虽然在临床表现、治疗方药方面有类似之处,但两者仍有区别:虚劳的各种证候,均以出现一系列精气亏虚的症状为特征;而其他病证的虚证则各以其病证的主要症状为突出表现。例如,眩晕一证的气血亏虚型,虽有气血亏虚的症状,但以眩晕为最突出、最基本的表现;水肿一证的脾阳不振型,虽有脾阳亏虚的症状,但以水肿为最基本、最突出的表现。此外,虚劳一般都有比较长的病程,且病势缠绵,往往涉及多脏甚至整体。而其他病证的虚证类型虽然也以久病属虚者居多,但亦有病程较短而表现虚证者。例如,泄泻一证的脾胃虚弱型,以泄泻为主要临床表现,有病程长者,亦有病程短者。

四、辨证

《杂病源流犀烛·虚损痨瘵源流》说:"然五脏虽分,而五脏所藏,无非精气,其所以致损者有四,曰气虚,曰血虚,曰阳虚,曰阴虚""而气血阴阳,各有专主,认得真确,方可施治"。一般说来,病情单纯者,病变比较局限,容易辨清受累脏腑及其气、血、阴、阳亏虚的属性。但由于气血同源,阴阳互根,五脏相关,所以各种原因所致的虚损往往相互影响,由一虚而渐致多虚,由一脏而累及他脏,使病情趋于复杂和严重,辨证时应加以注意。

虚劳的证候虽繁,但总离不开五脏,而五脏之虚损,又不外乎气、血、阴、阳。因此,现以气、血、阴、阳为纲,五脏虚证为目,分类列述其证治。

(一)气虚

面色㿠白或萎黄,少气懒言,声音低怯,头昏神疲,肢体无力,舌苔淡白,脉细软弱。

1.肺气虚

症状:咳嗽无力,痰液清稀,自汗气短,语声低微,时寒时热,平素易于感冒,面白,舌质淡,脉弱。

分析:肺气不足,则咳嗽无力,痰液清稀;表卫不固,故自汗气短,语声低微;肺气亏虚,营卫失和则时寒时热;肺主皮毛,肺虚则腠理疏松,故易感受外邪;肺气亏虚,不能朝百脉,故见面白,舌淡,脉弱。

2.心气虚

症状:心悸、气短,动则尤甚,神疲体倦,自汗,面色㿠白,舌质淡,脉弱。

分析:心气虚弱,心失所养,则心悸、气短;因心开窍于舌,其华在面,故心气不足则面色㿠白,舌质淡;心主血脉,故心气虚则脉道空虚;汗为心之液,故心气不足则摄津无力,而见自汗;心主神志,心气不足,则神疲体倦,劳则尤甚,舌淡、脉弱。

3.脾气虚

症状:纳食减少,食后胃脘不适,神疲乏力,大便溏薄,面色萎黄,舌淡苔薄,脉弱。

分析:脾虚不能健运,胃肠受纳及传化功能失常,故纳食减少,食后胃脘不适,大便溏薄;脾虚不能化生水谷精微,气血来源不充,形体失养,故倦怠乏力,面色萎黄,舌淡,脉弱。

4.肾气虚

症状:神疲乏力,腰膝酸软,小便频数而清长,白带清稀,舌质淡,脉弱。

分析:肾气亏虚则固摄无力,故小便频数而清长,白带清稀;腰为肾之府,故肾虚则腰膝酸软;神疲乏力,舌质淡,脉弱,均为气虚之象。

(二)血虚

面色淡黄或淡白无华,唇、舌、指甲色淡,头晕目眩,肌肤枯燥,舌质淡红,苔少,脉细。心主血,脾统血,肝藏血,故血虚之中以心、脾、肝的血虚较为多见。

1.心血虚

症状:心悸怔忡,健忘,失眠,多梦,面色不华,舌质淡,脉细或结代。

分析:心血亏虚,血不养心,则心神不宁,故致心悸怔忡,健忘,失眠或多梦;血虚不能上荣头面,故面色不华,舌质淡;血虚气少,血脉不充,故脉细或结代。

2.肝血虚

症状:头晕目眩,胁肋疼痛,肢体麻木,筋脉拘急,或筋惕肉瞤,妇女月经不调甚则闭经,面色无华,舌质淡,脉弦细或细涩。

分析:肝血亏虚,不能上养头目,故致头晕目眩;血不养肝,肝气郁滞故胁肋疼痛;由于血虚生风,筋脉失养,以致肢体麻木,筋脉拘急,或筋惕肉瞤;肝血不足,妇女冲任空虚,则月经不调甚或闭经;面色无华,舌淡,脉弦细或细涩,为肝血不足,血脉不充之象。

(三)阴虚

面赤颧红,唇红,手足心热,虚烦不安,潮热盗汗,口干,舌质光红少津,脉细数无力。五脏的阴虚在临床上均较常见,而以肾、肝、肺为主,且以肝肾为根本。病情较重时,可出现气阴两虚或阴阳两虚。

1.肺阴虚

症状:咳嗽,咽干,咳血,甚或失声,潮热盗汗,颧红如妆,舌红少津,脉细数。

分析:肺阴亏耗,肺失濡润,故干咳;肺络损伤,则咳血;阴虚津不上承,故咽干,甚则失声;阴虚火旺,虚热迫津外泄,则潮热盗汗;颧红如妆,舌红少津,脉细数,均为阴虚有热之象。

2.心阴虚

症状:心悸,失眠,烦躁,潮热,盗汗,面部潮红,口舌生疮,舌红少津,脉细数。

分析：心阴亏虚，心失濡养，故心悸、失眠；阴虚生内热，虚火亢盛，故烦躁，面部潮红，口舌生疮；虚热迫津外泄，则盗汗；舌红少津，脉细数，为阴虚内热、津液不足之象。

3.胃阴虚

症状：口干唇燥，不思饮食，大便秘结，甚则干呕，呃逆，面部潮红，舌干，少苔或无苔，脉细数。

分析：脾胃阴虚，运化失常，故不思饮食；津亏不能上承，故口干；胃肠失于滋润则大便秘结；若阴亏较甚，胃气失于和降，上逆为患，则干呕、呃逆；面部潮红，舌红，苔少，脉细数，均为阴虚内热之象。

4.肝阴虚

症状：头痛，眩晕，耳鸣，视物不明，目干畏光，急躁易怒，或肢体麻木，筋惕肉瞤，面部潮红，舌干红，脉弦细数。

分析：肝阴不足，肝阳偏亢，上扰清窍，故头痛，眩晕，耳鸣；肝阴不能上荣于目，故视物不明，目干畏光；阴血不能濡养筋脉，虚风内动，故肢体麻木，筋惕肉瞤；阴虚火旺，肝火上炎，则面部潮红；舌红少津，脉弦细数为阴虚肝旺之象。

5.肾阴虚

症状：腰酸，遗精，两足痿软，眩晕，耳鸣，甚则耳聋，口干，咽痛，颧红，舌红少津，脉沉细数。

分析：肾虚失养，故感腰酸；肾阴亏损，相火妄动，精关不固，则遗精；肾阴亏虚，髓海不充，脑失濡养，则眩晕，耳鸣；虚火上炎，故口干，咽痛，颧红；舌红少津，脉沉细数，均为肾阴亏虚之象。

(四)阳虚

面色苍白或晦暗，畏寒肢冷，出冷汗，神疲乏力，气息微弱，或水肿，下肢较甚，舌质胖嫩，边有齿印，苔淡白而润，脉沉迟或虚大。阳虚常由气虚进一步发展而成，阳虚则寒，其症比气虚更重，并出现里寒的征象。阳虚之中，以心、脾、肾的阳虚为多见。由于肾阳为人身之元阳，所以心、脾阳虚日久，必累及于肾，而出现心肾阳虚或脾肾阳虚的病变。

1.心阳虚

症状：心悸，自汗，神倦嗜卧，形寒肢冷，心胸憋闷疼痛，面色苍白，舌淡或紫暗，脉细弱或沉迟。

分析：心阳不足，心气亏虚，故心悸，自汗，神倦嗜卧；阳虚不能温养四肢百骸，故形寒肢冷；阳虚气弱，不能推动血液运行，心脉瘀阻，气机滞塞，故心胸憋闷疼痛,舌质紫暗;面色苍白,舌淡,脉沉迟,均属心阳亏虚,运血无力之象。

2.脾阳虚

症状:面色萎黄,形寒,食少,神倦乏力,少气懒言,大便溏泄,肠鸣腹痛,每因遇寒或饮食不慎而加剧,舌质淡,苔白,脉弱。

分析:脾阳亏虚,不能运化水谷,充养四肢百骸,故形寒,食少,神倦乏力,少气懒言;气虚中寒,清阳不升,寒凝气滞则腹痛肠鸣,大便溏泄;感受寒邪或饮食不慎,以致中阳更虚,更易加重病情;面色萎黄,舌淡,苔白,脉弱均为中阳虚衰之象。

3.肾阳虚

症状:腰背酸痛,遗精,阳痿,多尿或尿失禁,面色苍白,形寒肢冷,下利清谷或五更泄泻,舌质淡胖,有齿痕,苔白,脉沉迟。

分析:肾阳不足,失于温煦,故腰背酸痛,形寒肢冷;阳气衰微,精关不固,故遗精,阳痿;肾气不固,则小便失禁;气化不及,则尿多;命门火衰,火不生土,不能蒸化腐熟水谷,故下利清谷或五更泄泻;面色苍白,舌淡胖有齿痕,脉沉迟,均为阳气亏虚,阴寒内盛之象。

五、治疗

对于虚劳的治疗,根据"虚则补之""损者益之"的理论,当以补益为原则。在进行补益的时候,一是必须根据病理属性的不同,分别采取益气、养血、滋阴、温阳的治疗方药;二是要密切结合五脏病位的不同而选用方药,以加强治疗的针对性。此外,由于脾为后天之本,是水谷、气血生化之源;肾为先天之本,寓元阴元阳,是生命的本源,所以补益脾肾在虚劳的治疗中具有比较重要的意义。

(一)气虚

1.中药治疗

(1)肺气虚。

治法:补益肺气。

处方:补肺汤。

方中人参、黄芪益气补肺固表;因肺气根于肾,故以熟地黄、五味子益肾固元敛肺;桑白皮、紫菀清肃肺气。

若自汗较多者,加牡蛎、麻黄根固表止汗;若气阴两虚,而兼见潮热盗汗者,加鳖甲、地骨皮、秦艽等养阴清热;肺气虚损,卫阳不固,易感外邪,症见发热恶寒,身重,头目眩冒,治宜扶正祛邪,可仿《金匮要略》薯蓣丸意,佐防风、豆卷、桂枝、生姜、杏仁、桔梗之品,以疏风散表。

(2)心气虚。

治法:益气养心。

处方:七福饮。

方中人参、白术、炙甘草益气养心;熟地黄、当归滋阴补血;酸枣仁、远志养心安神。

若自汗多者,加黄芪、五味子益气敛汗;不思饮食,加砂仁、茯苓开胃健脾。

(3)脾气虚。

治法:健脾益气。

处方:加味四君子汤。

方中以人参、黄芪、白术、甘草益气健脾;茯苓、扁豆健脾除湿。

若兼胃脘胀满,嗳气呕吐者,加陈皮、半夏理气和胃降逆;腹胀脘闷,嗳气,苔腻者,证属食积停滞,酌加神曲、麦芽、山楂、鸡内金消食健胃;若气虚及阳,脾阳渐虚而兼见腹痛泄泻,手足欠温者,加肉桂、炮姜温中散寒止痛;若脾气虚损而主要表现为中气下陷,症见脘腹坠胀,气短,脱肛者,可改用补中益气汤以补益中气,升阳举陷。

(4)肾气虚。

治法:益气补肾。

处方:大补元煎。

方中用人参、山药、炙甘草益气强肾固本;杜仲、山茱萸温补肾气;熟地黄、枸杞子、当归补精养血。

若神疲乏力较甚者,加黄芪补气;尿频较甚及小便失禁者,加菟丝子、五味子、益智仁补肾摄精;脾失健运而兼见大便溏薄者,去熟地黄、当归,加肉豆蔻、补骨脂以温补脾肾,涩肠止泄。

在气、血、阴、阳的亏虚中,气虚是临床最常见的一类,尤以肺、脾气虚为多见,而心、肾气虚亦不少。肝病而出现神疲乏力,纳少便溏,舌质淡,脉弱等气虚症状时,多在治肝的基础上结合脾气亏虚论治。

2.针灸治疗

(1)基本处方:膻中、中脘、气海。膻中补上焦肺气;中脘补中焦水谷之气;气海补下焦元气。

(2)加减运用。①肺气虚证:加肺俞、膏肓俞以培补肺气。诸穴针用补法,或加灸法。②心气虚证:加心俞、内关以培补心气。诸穴针用补法,或加灸法。

③脾气虚证:加百会、足三里以升阳举陷。诸穴针用补法,或加灸法。④肾气虚证:加肾俞、关元以补肾纳气。诸穴针用补法,或加灸法。

(二)血虚

1.中药治疗

(1)心血虚。

治法:养血宁心。

处方:养心汤。

方中人参、黄芪、茯苓、甘草益气养血;当归、川芎、五味子、柏子仁、酸枣仁、远志养血宁心安神;肉桂、半夏曲温中健脾,以助气血之生化。

若失眠、多梦,加夜交藤、合欢花养心安神。

脾血虚常与心血虚同时并见,临床常称心脾血虚。除养心汤外,还可选用归脾汤。归脾汤为补脾与养心并进,益气与养血相融之剂,具有补益心脾、益气摄血的功能,是治疗心脾血虚的常用方剂。

(2)肝血虚。

治法:补血养肝。

处方:四物汤。

方中熟地黄、当归补血养肝;芍药、川芎调和营血。

血虚甚者,加制首乌、枸杞子、鸡血藤以增强补血养肝的作用;胁痛,加丝瓜络、郁金、香附理气通络止痛;肝血不足,目失所养所致视物模糊,加枸杞子、决明子养肝明目。

若肝郁血瘀,新血不生,羸瘦,腹满,腹部触有痞块,质硬而痛,拒按,肌肤甲错,状如鱼鳞,妇女经闭,两目暗黑,舌有青紫瘀点、瘀斑,脉细涩者,可同服大黄䗪虫丸祛瘀生新。

2.针灸治疗

(1)基本处方:膈俞、肝俞、足三里、三阴交。血会膈俞,辅以肝俞,养血补血;足三里、三阴交健脾养胃,补气养血。

(2)加减运用。①心血虚证:加心俞、内关、神门以养血安神。诸穴针用补法。②肝血虚证:加期门、太冲、阳陵泉以补血养肝、柔筋缓急。诸穴针用补法。

(三)阴虚

1.中药治疗

(1)肺阴虚。

治法:养阴润肺。

处方:沙参麦冬汤。

方中用沙参、麦冬、玉竹滋补肺阴;天花粉、桑叶、甘草清热润燥生津。

咳甚者,加百部、款冬花肃肺止咳;咳血,酌加白及、仙鹤草、鲜茅根凉血止血;潮热,加地骨皮、银柴胡、秦艽、鳖甲养阴清热;盗汗,加五味子、乌梅、瘪桃干敛阴止汗。

(2)心阴虚。

治法:滋阴养心。

处方:天王补心丹。

方中以生地黄、玄参、麦冬、天冬养阴清热;人参、茯苓、五味子、当归益气养血;丹参、柏子仁、酸枣仁、远志养心安神;桔梗载药上行。本方重在滋阴养心,适用于阴虚较甚而火热不亢者。

若火热旺盛而见烦躁不安,口舌生疮者,去当归、远志之辛温,加黄连、木通、淡竹叶清泻心火,导热下行;若见潮热,加地骨皮、银柴胡清虚热;盗汗,加牡蛎、浮小麦固表敛汗。

(3)胃阴虚。

治法:养阴和胃。

处方:益胃汤。

方中以沙参、麦冬、生地黄、玉竹滋阴养液;配伍冰糖养胃和中。

若口唇干燥,津亏较甚者,加石斛、天花粉养阴生津;不思饮食者,加麦芽、扁豆、山药益胃健脾;呃逆,加刀豆、柿蒂、竹茹和胃降逆止呃;大便干结者,用蜂蜜润肠通便。

(4)肝阴虚。

治法:滋养肝阴。

处方:补肝汤。方中以四物汤养血柔肝;木瓜、甘草、酸枣仁酸甘化阴。

若头痛、眩晕、耳鸣较甚,或筋惕肉瞤,为肝风内动之象,加石决明、菊花、钩藤、刺蒺藜镇肝息风潜阳;目干涩畏光,或视物不明者,加枸杞子、女贞子、决明子养肝明目;若肝火亢盛而见急躁易怒,尿赤便秘,舌红脉数者,加夏枯草、龙胆草、山栀清肝泻火。若肝阴虚证而表现为以胁痛为主要症状者,可改用一贯煎。

(5)肾阴虚。

治法:滋补肾阴。

处方:左归丸。

方中以熟地黄、龟甲胶、枸杞子、山药、牛膝滋阴补肾;山茱萸、菟丝子、鹿角胶补肾填精。

若精关不固,腰酸遗精,加牡蛎、金樱子、芡实、莲须固肾涩精;虚火较甚,而见潮热,口干,咽痛,舌红,脉细数者,去鹿角胶、山茱萸,加知母、黄柏、地骨皮滋阴泻火。

2.针灸治疗

(1)基本处方:肾俞、足三里、三阴交。肾俞、足三里补先后天而益阴;三阴交为精血之穴,益肝脾肾之阴。

(2)加减运用:①肺阴虚证,加肺俞、膏肓、太渊以养阴润肺。诸穴针用补法。②心阴虚证,加心俞、神门以滋阴养心。诸穴针用补法。③胃阴虚证,加胃俞、中脘以养阴和胃。诸穴针用补法。④肝阴虚证,加肝俞、期门、太冲以滋养肝阴。诸穴针用补法。⑤肾阴虚证,加志室、太溪以滋补肾阴。诸穴针用补法。

(四)阳虚

1.中药治疗

(1)心阳虚。

治法:益气温阳。

处方:保元汤。

方中以人参、黄芪益气扶正;肉桂、甘草、生姜温通心阳。

若血脉瘀阻,而见心胸疼痛者,酌加郁金、丹参、川芎、三七活血定痛;阳虚较甚,而见形寒肢冷,脉迟者,酌加附子、巴戟天、仙茅、淫羊藿、鹿茸温补阳气。

(2)脾阳虚。

治法:温中健脾。

处方:附子理中汤。

方中以党参、白术、甘草益气健脾,燥湿和中;附子、干姜温中祛寒。若腹中冷痛较甚,为寒凝气滞,可加高良姜、香附或丁香、吴茱萸温中散寒,理气止痛;食后腹胀及呕逆者,为胃寒气逆,加砂仁、半夏、陈皮温中和胃,降逆止呃;腹泻较甚,为阳虚寒甚,加肉豆蔻、补骨脂、薏苡仁温补脾肾,涩肠止泻。

(3)肾阳虚。

治法:温补肾阳。

处方:右归丸。

方中以附子、肉桂温肾补阳;杜仲、山茱萸、菟丝子、鹿角胶补益肾气;熟地黄、山药、枸杞子、当归补益精血,滋阴以助阳。

若精关不固而见遗精,加金樱子、桑螵蛸、莲须,或金锁固精丸以收涩固精;若脾虚而见下利清谷,则去熟地黄、当归等滋腻滑润之品,加党参、白术、薏苡仁补气健脾,渗湿止泻;若命门火衰而见五更泄泻,宜合四神丸(《证治准绳》)温补脾肾,固肠止泻;若阳虚水泛而见水肿、尿少者,加茯苓、泽泻、车前子,白术利水消肿;若肾阳虚衰,肾不纳气而见喘促短气,动则尤甚,加补骨脂、五味子、蛤蚧补肾纳气。

2.针灸治疗

(1)基本处方。关元、命门、肾俞。关元、命门温肾固本,培养下元;肾为水火之宅,肾俞温阳化气。

(2)加减运用。①心阳虚证:加心俞、内关、少海、膻中以益气温阳。诸穴针用补法,或加灸法。②脾阳虚证:加脾俞、胃俞、中脘以温中健脾。诸穴针用补法,或加灸法。③肾阳虚证:加志室、神阙以温补肾阳。诸穴针用补法,或加灸法。

第三节　痰　饮

痰饮是指三焦气化失常,水液在体内运化输布失常,停积于某些部位的一类病证。在《黄帝内经》无"痰饮"之名,但有"积饮"之说,如《素问·六元正纪大论》曰:"太阴所至,为积饮否隔。"《素问·气交变大论》载:"岁土太过,雨湿流行……饮发中满食减,四肢不举。"《素问·五常政大论》云:"土郁之发,民病饮发注下。"指出水湿过盛、土郁失运为积饮的主要病机,奠定了痰饮的理论基础。《金匮要略·痰饮咳嗽病脉证并治》首创"痰饮"之名,其含义有广义和狭义之分,广义的痰饮是诸饮的总称,由于水饮停积的部位不同,而分为痰饮、悬饮、溢饮、支饮4类。狭义的痰饮即指水饮停积于胃肠,是诸饮中的一个类型。并对痰饮病的证候、论治做了比较系统的论述,并提出"病痰饮者,当以温药和之"的治疗原则。由于《金匮要略》对痰饮起因及脉证治疗阐发甚详,被后世奉为准绳,成为痰饮辨证论治的主要依据。自隋代巢元方《诸病源候论》起将痰与饮分开而论,曰:"……脉偏弦为痰,浮而滑为饮。"立诸痰候与诸饮候,并在《金匮要略》四饮基础上另有流饮和癖饮的论述,如"流饮者,由饮水多,水流走于肠胃之间,漉漉有声,谓之流饮""此由饮水多,水气停聚两胁之间,遇寒气相搏,则结聚成块,谓之癖饮"。金元四大家之一张子和《儒门事亲·饮当去水温补转剧论》则指出饮之成因:"其来有五,有愤郁而得之者,有困乏而得之者,有思虑得之者,有痛饮而得之者,有热时伤冷而得之者,饮证虽多,无出于此。"又云:"夫治病有先后,不可乱投,邪未去时,慎不可补也。大邪新去,恐反增其气,转甚于未冶之时也。"指出治疗饮证不可妄用补法。清代喻昌则指出对痰饮之体虚、积劳、失血等虚证患者不可妄用吐法或峻攻。这些论述都对饮证治疗有指导意义。从隋唐至金元,在痰饮病的基础上,又逐渐发展了痰的病机学说,《丹溪心法·痰病》曰:"百病中多有兼痰者,世所不知也。"《景岳全书·痰饮》载:"痰之与饮,虽曰同类,而实有不同也。"一般而言,黏稠者为痰,清稀者为饮,故应加以区别。本节章论述的范围以《金匮要略》中之痰饮病为主。

西医学的慢性支气管炎、支气管哮喘、渗出性胸膜炎、胃肠功能紊乱、不完全性肠梗阻、慢性心功能不全等疾病的某些阶段,可参照本节进行辨证论治。

一、病因、病机

痰饮的病因为寒湿浸渍、饮食不节、劳欲所伤,以致肺、脾、肾气化功能失调,三焦水道不利,水液失于正常运化、输布,停积而为痰饮。

(一)寒湿浸渍,积而成饮

寒湿之邪,易伤阳气。凡气候之寒冷潮湿,或冒雨涉水,或经常坐卧湿地等,导致寒湿浸渍,由表及里,中阳受困,运化无力,水湿停聚而为痰饮。正如《素问·至真要大论》曰:"太阴之胜……独胜则湿气内郁……饮发于中。"

(二)饮食不节,伤及脾阳

恣食生冷,或暴饮暴食,均可阻遏脾阳,使中州失运,水湿聚而为饮。《金匮要略·痰饮咳嗽病脉证并治》云:"夫病人饮水多,必暴喘满""凡食少饮多,水停心下""流饮者,由饮水多,水流走于肠胃之间,漉漉有声……"

(三)劳欲久病,脾肾阳虚

水液属阴,全赖阳气之温煦蒸化输转。若因思虑、劳倦、纵欲太过,伤及脾肾;或年高久病,或素体阳虚,脾肾阳气不足,水液失于气化转输停聚为饮。叶天士提出"外饮治脾,内饮治肾"的大法,指出外饮为劳欲所伤,阳气内虚,水液运化无力而成为饮。

人体在生理状态下,水液的吸收、输布和排泄,主要依赖肺、脾、肾三脏的气化功能。《素问·经脉别论》曰:"饮入于胃,游溢精气,上输于脾,脾气散精,上归于肺,通调水道,下输膀胱,水精四布,五经并行。"由此可知,体内水液的代谢包括脾之转输上行,肺之通调下降和肾之蒸化开合等三个不可分割的重要环节。水谷精气是在脾之健运、肺之通调、肾之蒸化开合作用下,化为津液,输布全身,发挥多种生理作用之后,变为汗液、尿液排出体外。如果三脏功能失调,肺之通调涩滞、脾之转输无权、肾之蒸化失职,水谷不得运化输布而成浊液,聚而为水为饮,遇火气则煎熬成痰。三脏之中,脾运失司,首当其要,因脾阳一虚,水谷精气不能正化,则上不能输精以养肺,下不能助肾以制水,必然导致水液停滞中焦,流溢四末,波及五脏。水液的输布排泄还与三焦的作用密切相关。三焦主司一身之气化,为运行水液之道路。若三焦气化失司,水道不通,则水液停积为饮。故《素问·灵兰秘典论》曰:"三焦者,决渎之官,水道出焉。"《圣济总录·痰饮统论》曰:"盖三焦者,水谷之道路,气之所终始也,若三焦调适,气脉平均,则能宣通水液,行入于经,化而为血,灌溉周身;设三焦气涩,脉道闭塞,则水饮停滞,不得宣行,因之聚成痰饮。"

总之,痰饮之病机性质总属阳虚阴盛,为本虚标实之证。肺脾肾气化失调,阳气不足实为痰饮发生的病机基础。虽然间有因时邪与内饮相搏,或饮邪久郁化热,表现为饮热错杂之证,虽属少数,但不可忽视。

二、诊断

痰饮病证的诊断,应综合临床特征、痰饮停积的部位来确定。

(1)饮留胃肠者为痰饮,主要表现为心下痞满,胃中有振水声,肠间漉漉有声,呕吐清水痰涎。

(2)饮留胸胁者为悬饮,主要表现为咳嗽、气急、胁肋胀痛。

(3)饮浸肺者为支饮,主要表现为咳逆喘息,痰白量多。

(4)饮溢四肢者为溢饮,主要表现为身痛困重,肢体水肿。

三、相关检查

痰饮病证涉及的疾病较多,临证应注意结合相关检查以帮助诊断,如胸部X线摄片、胃肠钡餐造影、内镜、胸腹B超、痰培养、胸腔积液、CT等检查。

四、鉴别诊断

(一)痰、饮、水、湿

四者同出于一源,均为水液不归正化,停积而成,然而在病机、形质特点、临床表现等方面各有特点。分别言之,痰多因热煎熬而成,分成有形、无形之痰,有形者,形质厚浊,咳咯可见,无形者,无处不到,病变多端;饮多因寒积聚而成,形质清稀,多停于体内局部;水为清液,有阴水、阳水之分,可泛滥体表、四末;湿性黏滞,但无定体,可随五气从化相兼为病。合而言之,痰、饮、水、湿在一定条件下又可相互转化。

(二)溢饮与风水

两者虽均可见肢体水肿,但风水可见汗出恶风,小便不利,水肿从眼睑开始,迅速漫于四肢全身。而溢饮则见恶寒无汗、身体疼痛、小便自利,肿以四肢明显,甚或偏于一侧肢体。

(三)痰饮与咳嗽、哮、喘、肺胀的关系

饮邪停积胸肺,以致肺气失于宣降,可致咳嗽、哮、喘、肺胀等证,此时饮是上述肺系疾病发生、发展的病因或病理因素,在临床辨证施治时,可以按痰饮予以施治。若咳喘肺虚日久,肺气虚弱,宣降失司,水液失于输布,又可积而为饮,加重病情或致肺疾反复发作。

五、辨证论治

(一)辨证要点

1.辨痰饮停积的部位

饮停胃肠者为痰饮,饮流胁下者为悬饮,饮溢四肢者为溢饮,饮停胸肺者为支饮。

2.辨寒热

一般而言,痰饮总属阳虚寒凝,水饮停聚。如《症因脉治·痰症论》曰:"饮主于水,寒多热少。"若饮邪郁久化热、饮热互结者,则表现饮渐黏稠、身热、口苦、苔黄、脉数等热象。临床寒热相兼之候也常有之。

3.辨虚实

痰饮病虽以实证居多,但总属阳虚阴盛、本虚标实证,其本属脾肾阳气亏虚,不能运化水湿,其标则为水饮停聚或停饮郁久化热,但在病程的不同阶段,或表现以本虚为主,或表现为标实为主。应从起病之新久、饮邪之盛衰、禀赋之强弱来权衡虚实,如新病饮盛为实,久病正虚饮微为虚。

(二)治疗原则

饮为阴邪,遇寒则凝,得温则行,故其治疗当遵《金匮要略·痰饮咳嗽病脉证

并治》"病痰饮者,当以温药和之"之宗旨,以温阳化饮为基本治疗原则,以振奋阳气,开发腠理,通行水道。同时还应当分别标本缓急、表里虚实之不同,采取相应的治疗措施。若饮邪壅盛,其证属实,当祛邪治标,可根据其饮停部位,分别采用发汗、攻逐和分利等法;阳微气虚而饮邪不盛者,则温补脾肾阳气以治本;邪实而正虚者,治当攻补兼施;饮热相杂者,又当温清并用。即使实证,当饮邪已基本消除,也须继用健脾温肾以固其本,始能以巩固疗效。清代喻昌《医门法律·痰饮留伏论》提出虚实分治法,临床可作为辨治痰饮的要领,凡饮邪壅实者,当因势利导以祛除饮邪;阳虚饮微者,当以健脾温肾为主,阳气通则饮自化。

(三)分证论治

1.痰饮

(1)饮停于胃。

主症:心下坚满或疼痛,胃脘部有振水声。

兼次症:恶心或呕吐,呕吐清水痰涎,口不渴或口渴不欲饮,或饮入即吐,背冷如掌大,头晕目眩,小便不利,食少,身体逐渐消瘦。

舌脉:苔白滑,脉沉弦或滑。

分析:多由过食生冷肥甘之物,或过用寒凉药物,壅遏脾阳,运化失职所致。水饮停滞胃中不得布化,则心下坚满或疼痛,胃中有振水声;胃中停饮则其气不降而上逆,则恶心、呕吐清水痰涎,饮入即吐;水谷之精微不化生津液而旁留成饮,停结胃中,则口渴不欲饮;脾胃运化失司,水谷不化精微以养全身,则食少,甚则消瘦;阳气为饮邪所阻,不得宣达于外,则背冷如掌大;清阳不得上达则头晕目眩;饮邪中阻,膀胱气化失司则小便不利。苔白滑,脉沉弦或滑,均为水饮内结之象。

治法:和中蠲饮。

方药:小半夏加茯苓汤。本方和胃降逆,化饮止吐,为治痰饮呕吐的基础方。方中半夏、生姜辛开,和胃化饮止呕,茯苓健脾利水渗湿。饮邪盛者可加桂枝、白术通阳化饮,以祛饮邪。若饮困脾阳,症见纳呆泛酸者,加吴茱萸、川椒以温中散寒化饮;心下坚满疼痛甚者,加枳实以行气开结;小便不利者加车前子、茯苓皮以利水渗湿;纳呆食少者加焦三仙、砂仁以和胃消食。

(2)饮邪化热。

主症:脘腹坚满或灼痛。

兼次证:烦躁,口干口苦,舌燥,大便秘结,小便赤涩。

舌脉:舌质红,苔薄黄,或黄腻,或偏燥;脉弦滑而数。

分析:多由胃肠停饮,日久不除,郁而化热而成。饮热互结,留居胃肠,故脘腹坚满或灼痛,胃脘及肠间时有鸣声;饮热互结,腑气不通,浊气上逆则口干口苦、舌燥、大便秘结;饮热下注于膀胱,膀胱气化不利则小便赤涩;热扰心神则烦躁;舌质红,苔薄黄,或黄腻,或偏燥,脉弦滑而数,均为饮热互结胃肠之象。

治法:清热逐饮。

方药:甘遂半夏汤。本方逐水祛痰,和中除湿,治疗饮热互结胃肠之证。方中甘遂、半夏降逆逐饮,白芍、蜂蜜酸甘和中,以防伤正,并借甘遂、甘草相反之性来增强其攻逐之力。全方攻守兼备,因势利导,使水饮去、正气复。本方为权宜攻邪之剂,邪除则停,不可过用久用。若饮邪结聚,膀胱气化不利,症见小便量少不利者,加泽泻、车前子、猪苓以温阳化饮利水;饮邪上凌、阻滞清阳,症见头晕目眩者,加泽泻、白术、半夏、生姜以降逆化饮;纳呆食少者,属脾胃健运失司,水谷不化精微,加党参、茯苓、干姜以温中健脾;若见利后少腹续坚满者,加厚朴、木香以理气散结。

(3)饮留于肠。

主症:水走肠间,沥沥有声,腹部坚满或疼痛。

兼次症:脘腹发冷,头晕目眩,或下利清水而利后少腹续坚满,小便不利,纳呆。

舌脉:舌质淡,苔白滑或腻;脉沉弦或伏。

分析:饮邪内生,由胃下流于肠,故肠间沥沥有声;饮邪结聚于肠中,则腹部坚满或疼痛;饮邪结聚,自寻出路,则下利清水;病根未除,此去而彼聚,故利后少腹续坚满;饮邪结聚肠中,阳气失于宣达,清阳不得上注于目、外荣肌肤,则头晕目眩、脘腹发冷;饮邪结聚,膀胱气化失司则小便不利。苔白滑,脉沉弦或滑,为饮邪中阻之象。

治法:攻逐水饮。

方药:己椒苈黄丸。本方攻逐水饮,治疗水饮内滞、壅滞不通的实证。方中防己、椒目辛宣苦泄,导水饮从小便而去;葶苈子、大黄攻坚决壅,逐热饮从大便而除。合之前后分清,饮热无存身之所,共奏泻热逐饮之效。若饮热相互胶结,升降失司、腑气不通甚者,加芒硝以加强攻逐之力。

2.悬饮

(1)邪犯胸肺。

主症:寒热往来,身热起伏,咳嗽气急,胸胁疼痛,呼吸、转侧时疼痛加重。

兼次症:汗少,或发热不恶寒,有汗而热不解,少痰,心下痞硬,干呕,口苦,咽干。

舌脉:苔薄白或薄黄,脉弦数。

分析:肺居胸中,两胁为少阳经脉分布循行之处,若时邪外袭,邪侵胸胁,少阳枢机不和,则寒热往来,身热起伏,胸胁疼痛;时邪外袭,肺热壅盛,肺失宣降,则身热有汗,不恶寒,咳而气急少痰;邪侵胸胁,少阳热邪郁滞则心下痞硬、口苦、干呕、咽干;苔薄白或黄,脉弦数,均为邪侵胸胁、肺卫同病、邪在上焦之象。

治法:和解少阳,宣利枢机。

方药:柴枳半夏汤。本方和解少阳,化痰通络,治疗邪侵少阳,痰热内阻之证。柴胡、黄芩和解清热,半夏、瓜蒌化痰散结,枳壳、桔梗、赤芍理气和络。胁肋疼痛加丝瓜络、旋覆花通络;心下痞硬、口苦、干呕加黄连以与半夏、瓜蒌相伍以清热化痰、开郁散结。热盛汗出、咳嗽气急者,去柴胡,加石膏、桑白皮、杏仁以清热宣肺化痰。若寒热未除,胸胁已见停饮,可参照饮停胸胁证治疗。

(2)饮停胸胁。

主症:胸胁胀满疼痛,病侧肋间饱满,甚则偏侧胸部隆起。

兼次症:气短息促不能平卧,或仅能侧卧于停饮的一侧,呼吸困难,咳嗽,转侧时胸痛加重。

舌脉:舌质淡,苔白或滑腻,脉沉弦或弦滑。

分析:胸胁为气机升降之道,肺气郁滞,气不布津,停而为饮,故胸胁胀满,病侧肋间饱满,甚则偏侧胸部隆起。饮停胸胁,脉络受阻,气机不利,故胸胁胀满疼痛,咳嗽、呼吸、转侧时均牵引胸胁,故可使疼痛加重;水饮上迫于肺,肺气出入受阻,故气息短促;苔白或滑腻,脉沉弦或弦滑,均为水饮内结于里之候。

治法:攻逐水饮。

方药:十枣汤、葶苈大枣泻肺汤。十枣汤攻逐水饮,用于水饮内停,正盛邪实之证。方中甘遂、大戟、芫花均为峻下逐饮之品,恐伤胃气,故共研细末,以大枣煎汤送服,可根据服药后吐泻轻重,酌情掌握用量。若体质虚弱,不任峻下者,可改服葶苈大枣泻肺汤,本方泻肺行水,治疗痰涎壅盛之证。方中葶苈子苦辛沉降,开泄肺气,通利膀胱,加大枣甘缓补虚,以制约葶苈子峻泻逐饮之功。此外,控涎丹亦可酌用,本方无十枣汤之峻泻,适用于痰饮伏于胸膈上下,胁肋疼痛,形气俱实者。若痰浊偏盛,胸部满闷,苔浊腻者,加瓜蒌、薤白、杏仁、椒目以宣痹泄浊化饮;若水饮久停,胸胁支满,体弱食少者,加桂枝、甘草、茯苓等健脾通阳化饮。

(3)气滞络痹。

主症:胸胁疼痛。

兼次症:胸部灼痛,或刺痛,胸闷,呼吸不畅,或咳嗽,甚则迁延日久不已,入夜、天阴时更为明显。

舌脉:舌质淡暗红,苔薄白;脉弦。

分析:饮邪久郁之后,气机不利,络脉痹阻,故胸胁疼痛。气郁不解,久郁化火,则痛势如灼;气滞及血,血脉不利,则刺痛;饮邪久留,气机郁滞,肺失宣降,则胸闷,呼吸不畅;饮邪属阴邪,入夜加重邪势,天阴时湿气停留,也助长饮邪之势,故疼痛在入夜或天阴时加重。舌质淡暗红,苔薄白,脉弦均为气滞络痹之候。

治法:理气和络。

方药:香附旋覆花汤。本方疏肝理气,降逆化痰。方中香附、旋覆花理气解郁;苏子、杏仁降气化痰;陈皮、半夏、茯苓、薏苡仁理气化痰。若痰气郁结,胸闷苔腻者,加瓜蒌、枳壳以理气化痰开郁;久痛入络,痛势如刺者,加当归、桃仁、红花、乳香、没药化瘀止痛;若饮邪未净者加通草、路路通、冬瓜皮。

(4)阴虚内热。

主症:胸胁灼痛,咳呛时作。

兼次症:口干咽燥,痰黏量少,午后潮热,颧红,心烦,盗汗,手足心热,形体消瘦。

舌脉:舌质红,少苔,脉细数。

分析:饮阻日久,气郁化热伤阴,肺络不和,则胸胁灼痛;阴虚肺燥,故咳呛时作,痰黏量少,口干咽燥;阴虚火旺则潮热、颧红、盗汗、心烦、手足心热。脉络不和,气机不利则胸胁闷痛。病久正虚而致形体消瘦。舌质红,少苔,脉细数,乃为阴虚内热之证。

治法:滋阴清热。

方药:泻白散或合沙参麦冬汤。泻白散清泻肺热,方中桑白皮清肺热、泻肺气、平喘咳,地骨皮泻肺中伏火,甘草、粳米养胃和中,四药合用,清热而不伤阴、泻肺而不伤正,使肺气清肃,则咳喘自平。沙参麦冬汤清热生津润燥,方中沙参、麦冬、玉竹、天花粉养阴生津,生扁豆、甘草健脾和中,桑叶祛风达邪。潮热者加鳖甲、功劳叶;咳嗽者加百部、川贝母;胸胁痛加瓜蒌皮、枳壳、郁金、丝瓜络、苏木;饮邪未尽者,加猪苓、泽泻、葶苈子。兼气虚、神疲、气短、自汗者,加党参、黄芪、黄精、五味子。

3.支饮(寒饮伏肺)

主症:咳逆胸满不得卧,痰清稀,白沫量多。

兼次证:面浮趺肿,或经久不愈,平素伏而不作,遇寒即发,兼见寒热,背痛,身痛等。

舌脉:舌质淡胖有齿痕,苔白滑或白腻,脉弦紧。

分析:多由受寒饮冷,久咳致喘,迁延日久伤肺,肺不布津,饮邪留肺,支撑胸膈。饮邪犯肺,肺失宣降,故咳喘胸满,呼吸困难,不能平卧;水谷津液不归正化,停蓄成饮,则痰量多,质清稀或白沫状;饮邪伏肺则久病不愈;饮为阴邪故受寒易发或加重;水饮泛滥则面浮肢肿;伏饮遇外感诱发则恶寒背痛身痛;舌质淡胖有齿痕,苔白滑或白腻,脉弦紧为寒饮内盛之象。

治法:温肺化饮。

方药:小青龙汤。本方有温里发表之功,用于支饮遇寒触发,表寒里饮之证。方中麻黄、桂枝、干姜、细辛温肺散寒,半夏降气化痰,佐以白芍、五味子散中有收,甘草和中。若表证已解,可改用苓甘五味姜辛汤温肺化饮;若饮邪壅滞,外无表证,喘咳痰盛不得卧,可用葶苈大枣泻肺汤泻肺逐饮;若痰多黏腻、胸闷气逆、苔浊者加三子养亲汤以降气化痰。若饮郁化热,喘满胸闷,心下痞坚,烦渴,苔黄而腻,脉沉紧用木防己汤加减清热化饮。若喘息痰壅,便秘加葶苈子、大黄、芒硝以豁痰降气通腑。

4.溢饮

主症:四肢沉重,疼痛水肿。

兼次证:恶寒,无汗,口不渴,或有咳喘,痰多白沫,胸闷,干呕。

舌脉:舌质淡胖,苔白,脉弦紧。

分析:多因外感风寒,玄府闭塞,肺脾输布失职,水饮流溢四肢肌肤,故四肢沉重,疼痛水肿,并兼见恶寒、无汗等风寒表证。若饮迫于肺,则咳喘痰多白沫、胸闷、干呕。口不渴、舌质淡胖、苔白、脉弦紧为饮邪内伏之象。

治法:解表化饮。

方药:小青龙汤加减。本方发表散寒,温肺化饮,用于表寒里饮所致的恶寒发热,无汗,四肢沉重,甚则肢体微肿者。方中麻黄、桂枝、干姜、细辛温肺散寒,半夏降气化痰,佐以白芍、五味子散中有收,甘草和中。若水饮内聚而见肢体水肿明显,尿少者,可配茯苓、猪苓、泽泻、车前子以利水祛饮;若表寒外束,内有郁热,伴有发热、烦躁,苔白而兼黄,改用大青龙汤以发表清里。

痰饮病证总属阳虚阴盛、本虚标实,新病、初起以实证居多,若施治得法,饮邪渐去,则进入缓解期或恢复期,表现为正气虚弱为主,此时治疗应以扶正固本为主,以防病情复发;各类饮证若病情迁延缠绵或久病,则表现为虚实夹杂,在本以脾胃阳虚或肾阳虚衰为主,此时治疗应扶正祛邪并重。

脾胃阳虚证主症多见脘腹冷痛,喜温喜按,纳少,腹胀,便溏,面色少华,身体消瘦,四肢不温,少气懒言,舌质淡胖,边有齿痕,脉沉弱。治以温中通阳,方用理中丸。方中党参补中益气,干姜散寒化饮,白术燥湿健脾,共成健脾益气、温中祛寒之功。肾阳虚甚加附子、肉桂温阳;若饮邪未尽或饮邪留伏,症见呕吐清水痰涎加茯苓、桂枝、泽泻化气行水;平时可以坚持服用香砂六君子汤以健脾益气,理气和胃,以巩固疗效。

脾肾阳虚证主症多见喘促动则为甚,心悸,畏寒肢冷,或咳嗽痰多、胸闷,或食少、脘腹冷痛、便溏,或腰膝酸软、小便不利、小腹拘急、面浮肢肿,舌质淡胖,苔白,脉沉细滑。治以温阳化饮,方用金匮肾气丸、苓桂术甘汤加减,两方均能温阳化饮。若食少、痰多,加陈皮、半夏化痰和中;脐下悸,吐涎沫,头昏目眩,可先予五苓散化气行水,待饮退后再以温补脾肾。

六、预后转归

痰饮可由外感或内伤致病。如由外感风寒湿邪所致,只要治疗及时,一般预后较好。若饮邪留伏胸肺,则可变成窠臼,常因遇感引动伏饮,反复难愈。由内伤而致病者多见肺、脾、肾功能失调,不能化气行水,聚津而生痰饮,诸证乃成。饮邪内伏,复感外邪,极易诱发而使病情加重,或为寒热虚实夹杂,若用药得当,能控制病情,预后较好;若饮邪较盛,凌心射肺,则病趋复杂,缠绵难愈,预后较差。若因癌瘤所致者,则病属重笃,预后险恶。

参考文献

[1] 左尚宝.现代中医基础与临床诊疗[M].青岛:中国海洋大学出版社,2020.

[2] 聂兆伟.中医临床诊治与针灸推拿[M].长春:吉林大学出版社,2019.

[3] 刘善军.实用中医内科基础与临床[M].北京:科学技术文献出版社,2020.

[4] 蒋燕.中医基础理论[M].北京:中国盲文出版社,2020.

[5] 朱邦贤,夏翔,吕明方.中国中医独特疗法大全[M].上海:上海科学技术出版社,2019.

[6] 王玉,蔡鸿彦.实用中西医结合肺病学[M].北京:中医古籍出版社,2020.

[7] 李桂勇.实用中医理论与诊治[M].北京:科学技术文献出版社,2020.

[8] 邹丽妍.中医内科临床实践[M].长春:吉林科学技术出版社,2020.

[9] 余小萍,方祝元.中医内科学[M].3版.上海:上海科学技术出版社,2018.

[10] 马宁.现代中医内科诊疗进展[M].长春:吉林科学技术出版社,2020.

[11] 刘相静.常见病症中医诊治[M].北京:科学技术文献出版社,2020.

[12] 冯翠军.实用中医内科诊疗[M].天津:天津科学技术出版社,2018.

[13] 张守光.常见病的推拿及物理治疗[M].南昌:江西科学技术出版社,2020.

[14] 王一东.中医内科临床实践[M].武汉:湖北科学技术出版社,2018.

[15] 王乐.中医临床诊疗[M].北京:科学技术文献出版社,2018.

[16] 张聿涛.现代中医诊疗指南[M].天津:天津科学技术出版社,2018.

[17] 王保亮.现代中医疾病防治精要[M].北京:科学技术文献出版社,2018.

[18] 吕允涛,李青.临床中医诊疗应用[M].北京:科学技术文献出版社,2018.

[19] 刘玉臻.临床中医综合诊疗与康复[M].北京:科学技术文献出版社,2019.

[20] 武娜.现代中医与临床实践[M].南昌:江西科学技术出版社,2019.

[21] 许桂青.临床针灸与推拿实践[M].哈尔滨:黑龙江科学技术出版社,2020.

[22] 李峰.实用中医常见病诊治与合理用药[M].青岛:中国海洋大学出版社,2019.

[23] 黄龙徵.临床中医诊疗与针灸[M].哈尔滨:黑龙江科学技术出版社,2020.

[24] 何汝强.实用中医临床症治实践[M].北京:科学技术文献出版社,2019.

[25] 金义成.中国推拿全书[M].长沙:湖南科学技术出版社,2018.

[26] 杨峰.中医特色诊断与治疗[M].北京:中国中医药出版社,2017.

[27] 步运慧.现代中医内科诊治精要[M].北京:科学技术文献出版社,2020.

[28] 宋恩峰.常见疾病中医特色疗法[M].武汉:湖北科学技术出版社,2018.

[29] 杨旸.实用中医诊疗手册[M].郑州:河南科学技术出版社,2017.

[30] 吴勉华,王新月.中医内科学[M].9版.北京:中国中医药出版社,2020.

[31] 杨龙,周经钲.中医适宜技术[M].北京:人民卫生出版社,2018.

[32] 杨关林,吕晓东,关雪峰.实用中医传统疗法[M].北京:中国中医药出版社,2017.

[33] 宁云红.中医特色专科诊疗研究[M].北京:科学技术文献出版社,2018.

[34] 梁湛聪.中医基础与临床[M].广州:中山大学出版社,2018.

[35] 陈秋明.临床疾病针灸治疗精要[M].郑州:郑州大学出版社,2020.

[36] 詹杰,邓丽金,翁慧.中医辨证的原则[J].天津中医药,2020,37(4):394-397.

[37] 章超,康建华,李俊.小青龙汤合三子养亲汤治疗肺胀(慢阻肺)肺气虚寒证临床观察[J].光明中医,2021,36(17):2916-2918.

[38] 孔素花,刘红国,田志新,等.大柴胡汤加减治疗急性恶性梗阻性黄疸临床疗效分析[J].河北中医药学报,2021,36(3):24-27+32.

[39] 吴裴,诸毅晖,宋孝军,等.从"营虚神扰"探析不寐病机及针灸选穴思路[J].中华中医药杂志,2020,35(11):5474-5476.

[40] 李灿东,翁慧,魏佳.中医诊断的思维原理[J].天津中医药,2020,37(1):14-17.